I0446293

LEGGE
DELL'ATTRAZIONE

Trasforma la Vita in un'Opera d'Arte

Scopri il Potere dell'Universo Unito alla Fisica
Quantistica, per la tua Crescita Personale,
Attirare Successo e Realizzare i tuoi Sogni

di Matteo Ventura

Copyright © 2023 di Matteo Ventura

Tutti i diritti riservati.

Nessuna parte di questo libro può essere riprodotta in qualsiasi forma senza il permesso scritto dell'editore o dell'autore, ad eccezione di quanto consentito dalla legge sul copyright italiana.

Sommario

INTRODUZIONE

Benvenuto nel mondo della Legge dell'Attrazione, un universo dove il potere dei tuoi pensieri è la chiave per sbloccare la vita che desideri. Come te, mi sono avvicinato a questo principio in cerca di una bussola durante un periodo difficile, con la speranza di ritrovare il sentiero verso una vita piena e soddisfacente.

Questo libro è un viaggio attraverso la comprensione e l'applicazione pratica di una filosofia che può, letteralmente, trasformare la tua esistenza. Ti guiderò alla scoperta di come pensieri ed emozioni possano influenzare la tua realtà, come stabilire obiettivi concreti e come, passo dopo passo, puoi plasmare il tuo futuro.

Mentre ti immergi nella lettura delle pagine , potresti notare che alcuni concetti si ripresentano. Questa ripetizione non è un caso, ma una scelta deliberata, parte integrante del viaggio di apprendimento che abbiamo intrapreso insieme. La ripetizione è una tecnica didattica potente, che aiuta a fissare le idee ei principi nella tua mente a livelli più profondi e influenti.

Ripetere consente di assimilare concetti complessi gradualmente, dando il tempo al tuo cervello di adattarsi e accettare nuove prospettive e modi di pensare. Ogni volta che un concetto viene ripresentato, offre un'opportunità di comprensione più profonda, permettendoti di connetterlo con nuove idee ed esperienze che hai acquisito nel frattempo. Questo processo di apprendimento stratificato è essenziale per un cambiamento interiore duraturo e significativo.

Ti invito pertanto a leggere con la mente aperta e il cuore pronto all'azione. Preparati a esplorare, a imparare e soprattutto, a mettere in pratica quanto apprenderai. Il cammino verso la realizzazione dei tuoi sogni inizia con la prima pagina di questo libro. Sei pronto? Facciamo il primo passo insieme.

PARTE PRIMA

Fondamenti

della Legge dell'Attrazione

CAPITOLO 1: Storia e Origini

La legge dell'attrazione, sebbene sia considerata da molti un concetto moderno, affonda le sue radici in un passato molto più antico e in varie tradizioni filosofiche e spirituali di tutto il mondo. Questa legge universale, che afferma che simile attira simile e che i nostri pensieri possono influenzare direttamente la nostra realtà, non è un'invenzione recente, ma piuttosto la riscoperta e la rinominazione di un sapere che l'umanità ha contemplato e cercato di comprendere da millenni.

Nelle antiche scritture dell'Induismo, troviamo concetti simili alla legge dell'attrazione, in particolare nel concetto di "Karma". Il Karma, che letteralmente significa "azione", è spesso interpretato come una legge di causa ed effetto spirituale, dove l'intenzione e le azioni di un individuo influenzano il suo futuro. Questo non è dissimile dall'idea moderna che le nostre intenzioni e i nostri pensieri possano influenzare il nostro destino.

Anche nella filosofia greca, troviamo tracce di questi insegnamenti. Ad esempio, Platone discuteva le forme ideali e l'importanza delle idee come la più alta realtà, suggerendo che i nostri pensieri e le nostre idee hanno un potere innato e una forma di realtà che va oltre il mondo fisico.

Nel Buddismo, l'importanza della mente e dei pensieri è centrale, con l'insegnamento che la mente è la forza creatrice dietro la nostra esperienza. Il concetto di "Dharma" implica un ordine universale al quale i nostri pensieri e azioni devono allinearsi per vivere una vita armoniosa e significativa.

Allo stesso modo, nella tradizione ermetica, spesso sintetizzata nella frase "Come sopra, così sotto", troviamo l'idea che vi è una corrispondenza diretta tra i piani dell'esistenza; che le leggi del macrocosmo si riflettono nel microcosmo dell'individuo. Questo parallelo tra il cosmo e l'individuo è un precursore della comprensione moderna che i nostri pensieri (il microcosmo) possono influenzare la nostra realtà (il macrocosmo).

Nelle tradizioni spirituali della Kabbalah ebraica, troviamo l'idea che il pensiero e la parola sono strumenti di creazione. Questo risuona fortemente con l'idea che le parole e i pensieri sono magnetici, e che attraverso l'intenzione consapevole, possiamo manifestare cambiamenti nella nostra realtà.

Nella stessa maniera, nelle scritture cristiane, la nozione che la fede può spostare le montagne suggerisce una connessione tra la convinzione e il risultato fisico. Questa correlazione tra credenza e manifestazione è una pietra angolare della legge dell'attrazione come la intendiamo oggi.

È evidente quindi che, mentre la terminologia "legge dell'attrazione" potrebbe essere un prodotto del pensiero moderno, il concetto è tanto antico quanto l'uomo stesso. Le culture e le filosofie di tutto il mondo hanno toccato questo tema, ciascuna con il proprio linguaggio e sistema di credenze, ma tutte convergenti sul principio che la nostra interiorità ha un impatto diretto e profondo sul nostro mondo esterno.

Man mano che percorriamo il primo capitolo, vedremo come questi antichi semi di saggezza siano germogliati nel terreno fertile del pensiero moderno, in particolare con il movimento del Nuovo Pensiero. Il dialogo tra queste radici antiche e le loro manifestazioni in epoche più recenti ci aiuterà a capire non solo la storia e l'origine della legge dell'attrazione, ma anche la sua rilevanza e applicazione nella vita contemporanea.

Nel solco delle radici antiche della legge dell'attrazione, il Nuovo Pensiero emerge come una corrente filosofica e spirituale che ha cristallizzato questi insegnamenti ancestrali in una forma più moderna e sistematizzata. Il Nuovo Pensiero, fiorito nel XIX secolo, è un movimento che ha preso vita principalmente negli Stati Uniti, enfatizzando l'idea che la mente è il catalizzatore del destino umano e che i pensieri hanno la capacità di trasformare direttamente la realtà esterna.

I suoi insegnamenti fondamentali sono radicati nella convinzione che c'è una potenza superiore o una forza universale che può essere accessibile attraverso la meditazione, la preghiera affermativa e soprattutto, attraverso la fede nel potere dei propri pensieri e convinzioni. Il Nuovo Pensiero sostiene che la malattia e la sofferenza sono il risultato di un pensiero errato e che, correggendo la nostra modalità di pensare, possiamo influenzare positivamente la nostra salute e il nostro benessere.

Questa filosofia si è nutrita di varie influenze, inclusi gli insegnamenti trascendentalisti di Emerson, il cristianesimo primitivo e le antiche dottrine ermetiche. I leader e i pensatori del Nuovo Pensiero, come Phineas Quimby, Emma Curtis Hopkins, e più tardi Wallace D. Wattles e Charles Fillmore, hanno portato alla luce la convinzione che il pensiero positivo e una forte connessione spirituale potessero portare a una vita prospera e realizzata.

Il Nuovo Pensiero ha enfatizzato l'importanza dell'attitudine mentale nel determinare la nostra esperienza di vita. Invece di percepire la vita come una serie di eventi casuali, i seguaci del Nuovo Pensiero vedono ogni individuo come un creatore attivo della propria esperienza attraverso l'uso intenzionale del pensiero. Questa filosofia incoraggia le persone a prendere responsabilità per le loro vite, focalizzandosi su pensieri di amore, salute, pace e abbondanza.

Questi insegnamenti hanno trovato terreno fertile in una società che stava attraversando grandi cambiamenti, con la Rivoluzione Industriale che modificava profondamente la vita quotidiana delle persone. In un'epoca di crescente materialismo, il Nuovo Pensiero ha offerto un approccio più spirituale e controllato alla realtà, enfatizzando che la vera potenza risiedeva all'interno dell'individuo e non nelle macchine o nelle istituzioni.

Con il tempo, il Nuovo Pensiero ha dato vita a diverse organizzazioni e chiese, tra cui la Unity Church e la Church of Divine Science, che continuano a promuovere questi insegnamenti. Queste comunità hanno contribuito a mantenere vivo il dialogo su queste idee, permettendo loro di evolvere e di adattarsi alle nuove generazioni.

Man mano che proseguiamo, vediamo come il Nuovo Pensiero abbia avuto un'influenza profonda sulla letteratura e sui movimenti culturali successivi. Autori e artisti hanno iniziato a esplorare le implicazioni della legge dell'attrazione nelle loro opere, spesso mettendo in luce la tensione tra il materiale e lo spirituale, e indagando il potere della mente umana. Il percorso che abbiamo intrapreso dai tempi antichi ci ha portato attraverso il prisma del Nuovo Pensiero, preparandoci a scoprire come la legge dell'attrazione si sia intrecciata con la cultura popolare e abbia plasmato le visioni della società moderna.

La legge dell'attrazione, una volta consolidatasi nel tessuto del pensiero occidentale grazie al Nuovo Pensiero, iniziò a permeare la cultura più ampia, lasciando la sua impronta nella letteratura, nell'arte e nei movimenti sociali. Scrittori e poeti, artisti e pensatori hanno esplorato e spesso celebrato l'idea che la realtà possa essere plasmata dalla forza dei nostri pensieri e intenzioni, un tema che risuona con la ricerca dell'individuo di un significato e di un potere personali nell'era moderna.

Nel corso del tempo, la letteratura si è fatta portavoce di questa idea, con romanzi e poesie che riflettevano la crescente fascinazione per il potere della mente. Opere letterarie del calibro di "Il segreto" di Rhonda Byrne o "Il potere del pensiero positivo" di Norman Vincent Peale non sono solo libri, ma piuttosto manifesti di un'epoca, testimoni di una crescente consapevolezza della connessione tra mente e materia. Questi scritti hanno sottolineato il potere trasformativo del pensiero positivo e della visualizzazione, influenzando milioni di lettori in tutto il mondo.

Il cinema e il teatro hanno seguito un percorso simile, rappresentando storie in cui il protagonista, attraverso la fede nelle proprie visioni e aspirazioni, supera ostacoli apparentemente insormontabili. Il messaggio ricorrente è chiaro: la realtà si conforma alla nostra percezione e volontà, e persino la più grande delle avversità può essere vinta con la giusta mentalità.

I movimenti culturali, dal femminismo alla lotta per i diritti civili, hanno anch'essi trovato ispirazione nella legge dell'attrazione. Il concetto di visualizzare un mondo diverso e migliore e di agire in coerenza con quella visione è stato fondamentale per molti di questi movimenti. La capacità di immaginare un futuro diverso e di agire di conseguenza si è rivelata una forza potente per il cambiamento sociale.

Anche la psicologia popolare ha abbracciato questi concetti, con figure come Carl Jung che hanno parlato di archetipi e inconscio collettivo, suggerendo che le nostre menti sono collegate in modi che trascendono la comprensione individuale. Questi pensieri hanno radicato ancora più profondamente nella cultura popolare l'idea che ci sia una rete invisibile che collega la psiche umana all'universo più ampio.

Non tutte le influenze della legge dell'attrazione nella cultura sono state accolte positivamente. Alcuni critici hanno messo in guardia contro il rischio di una "colpa delle vittime", dove la responsabilità per eventi negativi viene attribuita al pensiero negativo delle persone colpite. Nonostante ciò, l'attrattiva della legge dell'attrazione è rimasta forte, forse perché offre un senso di controllo in un mondo che spesso sembra caotico e imprevedibile.

Il panorama che si delinea è quello di una progressiva evoluzione della legge dell'attrazione, che da concetto filosofico si trasforma in un fenomeno culturale. Il ventesimo secolo, con i suoi rapidi cambiamenti e la sua turbolenza, avrebbe visto la legge dell'attrazione adattarsi e rispondere ai nuovi bisogni di un'umanità in cerca di stabilità e significato. Questo concetto ha dato alle persone un senso di speranza e un mezzo per navigare attraverso le complessità di un'epoca in continua trasformazione.

Mentre il ventesimo secolo si dispiegava con tutti i suoi cambiamenti radicali e le sue sfide, la legge dell'attrazione continuava a evolversi, facendo eco ai bisogni e alle aspirazioni di un mondo in rapida trasformazione. Con l'avanzare dei decenni, questo concetto è passato da una nicchia filosofica a un fenomeno di cultura di massa, abbracciando nuove forme di espressione e raggiungendo un pubblico più ampio.

Il secolo ha iniziato con una serie di conflitti globali, rivoluzioni tecnologiche e cambiamenti sociali senza precedenti. Di fronte a tanta incertezza, la gente cercava qualcosa di tangibile a cui aggrapparsi, e la legge dell'attrazione offriva proprio questo: un senso di controllo personale in un mondo che sembrava scivolare via dal controllo individuale. La promessa che il potere di cambiare la propria vita risiedeva all'interno di ogni individuo era un messaggio potente in una tale epoca di disorientamento.

Negli anni '20 e '30, mentre l'economia mondiale attraversava la Grande Depressione, i libri e i seminari che promuovevano la legge dell'attrazione e il pensiero positivo hanno offerto speranza a milioni. Autentiche colonne della letteratura motivazionale come "Pensa e arricchisci te stesso" di Napoleon Hill hanno insegnato che la ricchezza e il successo erano raggiungibili attraverso la fede in se stessi e la visualizzazione dei propri obiettivi. Questi concetti sono diventati un baluardo contro la disperazione, suggerendo che anche in tempi di crisi, l'individuo non era impotente.

Durante il periodo del Dopoguerra e l'inizio della Guerra Fredda, il mondo si trovava di fronte alla minaccia di un conflitto nucleare e a una costante tensione politica. In questo clima di paura e incertezza, la legge dell'attrazione ha offerto una via di fuga, un modo per riorientare la mente verso un futuro di pace e prosperità. Il desiderio di un'esistenza più serena e controllata si rifletteva nel crescente interesse per le filosofie orientali e le pratiche meditative che sottolineavano il potere del pensiero e dell'intenzione.

Con l'avvento della controcultura degli anni '60 e '70, la legge dell'attrazione ha trovato nuova risonanza. Questo periodo di ribellione contro le convenzioni ha visto un rifiuto del materialismo e un abbraccio di filosofie che valorizzavano la spiritualità personale e il potere dell'autodeterminazione. La legge dell'attrazione, con il suo richiamo alla realizzazione dei desideri personali e alla trasformazione della realtà attraverso la volontà, si adattava perfettamente allo spirito di questi tempi.

Verso la fine del secolo, la legge dell'attrazione aveva ormai permeato il mainstream, spesso spogliata delle sue radici filosofiche e presentata come una sorta di formula magica per il successo personale e finanziario. Programmi televisivi, seminari e libri di auto-aiuto hanno proliferato, promettendo ricchezza e felicità a chiunque fosse disposto a "pensare positivo" e "chiedere all'universo". Tuttavia, sotto la superficie di questo apparente consumismo spirituale, rimaneva l'eco di una verità più profonda: il desiderio umano di connessione, significato e influenza sul proprio destino.

Considereremo ora le figure chiave che hanno plasmato e diffuso la legge dell'attrazione nel ventesimo secolo, e i libri pionieristici che hanno contribuito a forgiare il suo posto nella cultura moderna. Queste personalità e le loro opere hanno non solo propagato la legge dell'attrazione, ma hanno anche dato forma al modo in cui viene compresa e applicata oggi, gettando le basi per il suo continuo sviluppo nel nuovo millennio.

Attraversando il ventesimo secolo, è impossibile ignorare l'impronta lasciata dalle figure chiave e dai testi pionieristici che hanno tracciato il percorso della legge dell'attrazione. Questi individui non solo hanno diffuso l'idea che i nostri pensieri hanno il potere di plasmare la nostra realtà, ma hanno anche offerto strumenti pratici e percorsi per manifestare tali pensieri nella realtà concreta.

Un nome che spicca in questa galleria è quello di Napoleon Hill, il cui lavoro "Pensa e arricchisci te stesso" non è solo un libro di self-help ma un vero e proprio manuale di psicologia applicata. Hill ha esplorato l'idea che la ricchezza non è solo un accumulo di beni materiali, ma piuttosto uno stato mentale, un prodotto di convinzioni e pensieri orientati verso l'abbondanza. La sua filosofia, basata su anni di studio delle vite di individui di successo, ha illuminato il potere della focalizzazione e dell'intenzione nel raggiungimento degli obiettivi personali.

Altrettanto influente è stato Wallace D. Wattles, con il suo "La Scienza del Diventare Ricchi", che ha fornito una delle prime espressioni sistematiche della legge dell'attrazione. Wattles enfatizzava il ruolo della gratitudine e dell'immaginazione visiva come strumenti per attirare la ricchezza. Il suo approccio era pragmatico e mistico al tempo stesso, radicato nella convinzione che ci sia una sostanza pensante da cui tutte le cose sono create e che possiamo formare in realtà con i nostri pensieri.

Louise Hay è un'altra figura fondamentale, che con il suo "Puoi guarire la tua vita" ha esteso il concetto di legge dell'attrazione al benessere fisico e emotivo. Hay ha insegnato che i pensieri positivi possono portare alla guarigione e ha sottolineato il potere delle affermazioni nel modellare la propria esperienza di vita.

Questi pionieri non si sono limitati a scrivere libri; hanno creato movimenti, fondato istituzioni e ispirato seminari, diffondendo il loro messaggio attraverso vari canali. Le loro idee hanno raggiunto persone di tutte le estrazioni sociali, influenzando positivamente le vite di milioni di individui.

Man mano che ci avviciniamo al prossimo capitolo, si apre una nuova visuale su come questi insegnamenti possano essere applicati concretamente nella vita quotidiana. La transizione dai concetti storici e filosofici a quelli pratici è essenziale per comprendere non solo cosa sia la legge dell'attrazione, ma anche come possa essere effettivamente utilizzata.

Il concetto di "vibrazione" è uno dei principi fondamentali nel funzionamento della legge dell'attrazione. Esso si basa sull'idea che tutto nell'universo, compresi i nostri pensieri e le nostre emozioni, è composto da energia che vibra a determinate frequenze. Questa energia attrarrebbe circostanze e esperienze che sono in risonanza con le frequenze emesse. Quindi, comprendere e applicare la nozione di vibrazione è il primo passo per utilizzare consapevolmente la legge dell'attrazione per influenzare la nostra realtà.

Nel proseguire la lettura, sarà fondamentale esplorare la relazione tra i nostri pensieri, le nostre emozioni e la manifestazione dei nostri desideri. Sarà evidenziato come l'allineamento di questi aspetti sia cruciale per la creazione di una realtà desiderata e come il mantenimento di un'intenzione chiara e una focalizzazione costante possano amplificare il processo di manifestazione. Tuttavia sarà anche esaminato il delicato equilibrio tra "permettere" che le cose accadano e il prendere azioni ispirate verso i nostri obiettivi, un equilibrio che può far la differenza tra sforzo e flusso nella realizzazione dei nostri sogni.

CAPITOLO 2:Principi e Funzionamento

Avanzando dallo scenario storico e culturale delineato nel primo capitolo, ci addentriamo ora nella meccanica intima della legge dell'attrazione, partendo dal concetto fondamentale di "vibrazione". La nozione di vibrazione è cruciale: essa rappresenta la frequenza energetica di ogni pensiero, emozione e oggetto nell'universo. Tutto ciò che esiste vibra a un certo livello e, in base a questa frequenza, attrae ciò che è in risonanza con essa.

Nel cuore della legge dell'attrazione c'è la convinzione che simili attraggono simili. Ogni pensiero che emettiamo è come un segnale energetico che vibra in sintonia con il tessuto dell'universo. Questi segnali non sono isolati; sono piuttosto come onde che interagiscono con altre onde di frequenze simili. In questo modo, il tipo di vibrazione che emettiamo determina la natura delle esperienze e delle situazioni che attiriamo nella nostra vita.

Per esempio se alimentiamo costantemente pensieri di gratitudine e abbondanza, eleviamo la nostra frequenza di vibrazioni. Questa frequenza elevata tende a richiamare esperienze che rispecchiano quelle sensazioni, portando maggiore abbondanza e positività nella nostra realtà quotidiana. Al contrario, l'indugio in pensieri negativi o limitanti abbassa la nostra frequenza, attirando circostanze che potrebbero sembrare confermare queste percezioni negative.

La scienza moderna inizia a riconoscere quello che molti insegnamenti spirituali hanno detto per millenni: che la materia e l'energia sono due facce della stessa medaglia e che i nostri pensieri hanno un'influenza tangibile sul mondo fisico. Studi nel campo della fisica quantistica hanno suggerito che l'osservatore può contribuire all'esito di un evento semplicemente con l'atto di osservare. Questo parallelismo tra la scienza e la spiritualità apre nuove strade di comprensione su come la nostra coscienza influenza la realtà.

Non basta tuttavia semplicemente "pensare positivo" per manifestare cambiamenti significativi. La vibrazione richiede coerenza e intensità; i pensieri devono essere carichi di emozione autentica per emanare una frequenza potente. Questo è il punto di incontro tra pensiero ed emozione, un connubio che dà vita alla manifestazione, tema che esploreremo nelle pagine successive. Qui, ci immergeremo nell'intima relazione tra i pensieri che formuliamo e le emozioni che questi generano, esaminando come insieme formino il motore che dà impulso alla manifestazione dei nostri desideri.

Nel percorso verso una comprensione più profonda della legge dell'attrazione, è quindi essenziale non solo comprendere la natura delle vibrazioni dei nostri pensieri ma anche affinare la nostra capacità di generare e mantenere emozioni che risuonino con le nostre aspirazioni più elevate. Questa sinergia tra pensiero ed emozione è il fulcro di un processo che ci porta dalla semplice aspirazione alla sua realizzazione tangibile, un processo che sarà ulteriormente chiarito man mano che procediamo con l'esame dei principi fondamentali di questa legge universale.

Proseguendo nel nostro viaggio attraverso i principi fondamentali della legge dell'attrazione, emerge con chiarezza la danza sinergica tra pensieri ed emozioni. Questa relazione non è semplicemente causale o lineare; è piuttosto un dialogo dinamico in cui pensieri ed emozioni si alimentano e si amplificano reciprocamente, creando la tela su cui i nostri desideri possono prendere forma.

I pensieri da soli possono essere come semi lasciati su terreno arido se non vengono innaffiati dalle emozioni. Un pensiero positivo potrebbe avere il potenziale per fiorire in una realizzazione desiderata, ma senza il nutrimento emotivo, manca la forza vitale per spingere quel potenziale a manifestarsi. Allo stesso modo, le emozioni senza direzione o comprensione possono essere selvagge e incontrollate, in grado di creare caos piuttosto che armonia. Quando pensieri ed emozioni si allineano, si crea un potente flusso energetico che può influenzare la nostra realtà in modi sorprendenti.

Questa interazione tra pensieri ed emozioni si svolge costantemente all'interno della nostra coscienza. Ogni volta che immaginiamo un risultato desiderato, le emozioni che proviamo in risposta a quel pensiero aggiungono intensità e vitalità al nostro potere di attrazione. Se visualizziamo il successo e allo stesso tempo sentiamo la gioia e l'eccitazione che quel successo comporterebbe, stiamo effettivamente potenziando il nostro campo energetico per attrarre le circostanze che possono portare a quel successo.

Questa comprensione spiega perché semplici affermazioni o desideri superficiali spesso falliscono nel produrre risultati. Senza il coinvolgimento emotivo, le affermazioni rimangono parole vuote, prive dell'energia necessaria per manifestarsi nel mondo fisico. D'altra parte, quando accompagniamo una dichiarazione positiva con un sentimento profondo di gratitudine o di amore, imprimiamo quella dichiarazione nell'universo con una forza che può iniziare a modificarne la trama stessa.

La scienza moderna, attraverso studi nel campo delle neuroscienze e della psicologia positiva, ha iniziato a riconoscere l'impatto che i nostri stati emotivi hanno sul nostro benessere fisico e psicologico. Queste scoperte aprono nuovi orizzonti nel comprendere come le nostre esperienze interne possono effettivamente trasformare la nostra salute, le nostre relazioni e persino attrarre opportunità nella nostra vita.

Considereremo ora l'importanza dell'intenzione e della focalizzazione. L'intenzione è la bussola che guida i nostri pensieri, mentre la focalizzazione è il faro che illumina il nostro cammino emotivo. La chiarezza dell'intenzione e la costanza della focalizzazione sono essenziali per mantenere l'allineamento tra pensiero ed emozione, guidando la nostra energia verso i risultati desiderati.

Nel prossimo segmento, esploreremo come l'intenzione non sia solo una decisione mentale, ma un impegno del cuore e dell'anima. Esamineremo come la focalizzazione non significhi semplicemente pensare costantemente a ciò che vogliamo, ma piuttosto vivere e respirare la realtà che desideriamo creare, mantenendo un flusso coerente e potente di energia che lavora incessantemente verso la manifestazione dei nostri sogni più cari.

Nella tessitura della realtà che la legge dell'attrazione propone, abbiamo compreso come l'energia dei nostri pensieri e la potenza delle nostre emozioni convergano per dar forma alla nostra esperienza di vita. Il passo successivo in questo processo creativo è comprendere l'importanza vitale dell'intenzione e della focalizzazione. Questi due aspetti lavorano in tandem per dirigere e mantenere la forza di quel flusso energetico che abbiamo identificato come essenziale per la manifestazione.

L'intenzione può essere immaginata come il timone di una nave; ciò che impugniamo con determinazione per navigare attraverso le acque della possibilità. È più che una semplice volontà o un desiderio passeggero. L'intenzione è un'impostazione consapevole e deliberata della nostra direzione vitale, un impegno profondo che risona nel nucleo del nostro essere. Quando definiamo un'intenzione, stiamo inviando un messaggio chiaro all'Universo su quale forma desideriamo che prenda la nostra realtà.

La focalizzazione, d'altra parte, è la capacità di mantenere quella direzione costante, di tenere la mente e il cuore fissi sull'obiettivo, senza lasciarsi distrarre dalle molteplici influenze esterne che potrebbero deviare il nostro percorso. È un'arte, quella di restare ancorati alla visione del risultato desiderato, anche quando le circostanze attuali potrebbero sembrare contrarie o sfavorevoli.

Questa combinazione di intenzione chiara e focalizzazione costante crea un potente campo magnetico attorno a noi. È come se ogni pensiero, ogni emozione, ogni azione venisse caricata di questa energia direzionale, tutto contribuisce a costruire la realtà che desideriamo. Questo non significa che dovremo ossessivamente fissare ogni momento della nostra giornata su un singolo obiettivo; piuttosto, significa che le nostre azioni quotidiane, anche le più banali, diventano espressioni di quella intenzione, e la nostra attenzione ritorna sempre, come una bussola, alla direzione che abbiamo scelto.

Ciò che distingue l'intenzione efficace da un semplice desiderio è la sua radicata connessione con il nostro sistema di valori e scopi più profondi. Un'intenzione che è allineata con ciò che realmente valutiamo e desideriamo a livello dell'anima ha una forza propulsiva incomparabilmente maggiore. È questa la forza che può trasformare sogni e aspirazioni in realtà concreta.

Non è tuttavia sufficiente solo volere e focalizzarsi. Deve esistere anche un'apertura, un'arte di permettere che ciò che desideriamo entrare nella nostra vita. Questo "permettere" non è un passivo attendere che le cose accadano, ma un attivo allineamento con l'energia del ricevere. È un rilassamento della tensione e della resistenza che spesso ci impedisce di accogliere pienamente le opportunità e le benedizioni che l'Universo ha in serbo per noi.

Nel proseguire verso l'arte di permettere e ricevere, rifletteremo su come questa apertura sia una componente essenziale della manifestazione. Dovremo imparare a riconoscere e a rimuovere gli ostacoli interni che bloccano il flusso dell'abbondanza e a coltivare uno stato di ricezione che ci consente di accettare con grazia e gratitudine tutto ciò che la vita ci offre. La capacità di ricevere è tanto importante quanto quella di chiedere, e la padronanza di questo equilibrio è un passo cruciale nel danzare al ritmo della legge dell'attrazione.

Navigando nelle acque della legge dell'attrazione, abbiamo issato le vele dell'intenzione e orientato la nostra bussola con una focalizzazione precisa. Questo viaggio ci porta ora a scoprire l'arte di permettere e ricevere, che è tanto sottile quanto potente nella pratica della manifestazione.

Permettere è un concetto che sfida molti paradigmi convenzionali. In un mondo che esalta l'azione continua e la conquista, l'idea di "permettere" può sembrare passiva. In realtà, permettere è un atto di fiducia e di coraggio. Significa abbassare le difese che abbiamo costruito intorno ai nostri desideri, le stesse difese che spesso impediscono loro di manifestarsi. Permettere significa creare uno spazio aperto e accogliente in cui i nostri desideri possono materializzarsi senza ostacoli.

Ricevere, poi, è l'atto complementare al permettere. Non è semplicemente attendere che le cose cadano nel nostro grembo; è riconoscere e accettare con gratitudine tutto ciò che l'Universo ci offre. Ricevere con grazia richiede che riconosciamo il nostro merito a vivere l'abbondanza, la gioia, l'amore e il successo che abbiamo chiesto. È un riconoscimento del nostro valore intrinseco e della nostra dignità.

Questo processo di permettere e ricevere si contrappone a molte delle nostre abitudini acquisite. Siamo stati condizionati a lottare, a sforzarci, a superare gli ostacoli con la pura forza di volontà. Ma la legge dell'attrazione ci invita a un approccio differente, uno che valorizza il flusso e la facilità piuttosto che la lotta e il controllo. Quando permettiamo, rilasciamo la resistenza e consentiamo all'energia del desiderio di fluire attraverso di noi senza impedimenti. È un lasciar andare che, paradossalmente, ci porta più vicino a ciò che vogliamo.

Il lasciar andare non è rinunciare ai nostri sogni; è piuttosto un rinunciare al dubbio, alla paura e all'ansia che ci soffocano. Nell'atto di permettere, troviamo la pace nel processo e la fede nel risultato. Questo stato di ricezione aperta è dove la magia accade, dove il campo delle possibilità si espande e dove i nostri desideri possono atterrare e prendere radice nella nostra realtà.

Come si collega questo permettere e ricevere con il passo successivo, il ruolo dell'azione ispirata e dell'azione forzata? Questa è la domanda che ci guiderà nelle prossime pagine. Se permettere e ricevere sono gli atti di apertura e accoglienza, l'azione ispirata è il passo che compiamo in risposta all'invito dell'Universo. È un'azione che nasce da un impulso interno, una spinta naturale che sentiamo quando siamo perfettamente allineati con le nostre intenzioni e i nostri desideri.

L'azione ispirata è fluida, gioiosa e spesso sembra che ci venga incontro con facilità. È diametralmente opposta all'azione forzata, che si sente gravosa, difficile e faticosa. Nel prossimo segmento, esploreremo come distinguere tra questi due tipi di azione e come possiamo affidarci all'azione ispirata per portare i nostri desideri dalla sfera del potenziale a quella della realtà tangibile. Impareremo che, mentre il permettere e il ricevere aprono la porta, l'azione ispirata ci invita a varcare la soglia e a entrare nel mondo dei nostri sogni realizzati.

Nel tessuto della legge dell'attrazione, abbiamo tessuto l'intenzione, sostenuto la focalizzazione e abbracciato l'arte di permettere e ricevere. Ma come si muove questa trama nella vita quotidiana? Attraverso l'azione ispirata e il discernimento dall'azione forzata. Questo è il cuore pulsante che dà vita alla tela che abbiamo intessuto con i nostri desideri e le nostre aspirazioni.

L'azione ispirata è quella spinta naturale che nasce dall'allineamento con l'Universo e le sue leggi immutabili. Non è l'azione frenetica di chi cerca di riempire ogni momento con il fare, né l'agitazione di chi teme che senza uno sforzo incessante nulla possa essere conseguito. È un'azione che fluisce, che nasce da una fonte interna di ispirazione e si sente giusta. Quando agiamo ispirati, c'è una sensazione di giustezza, di flusso, e le porte sembrano aprirsi quasi da sé. Questa azione è spesso accompagnata da una sensazione di gioia e di certezza interna, un segno che siamo in sintonia con le forze più grandi di noi.

Contrapposta all'azione ispirata troviamo l'azione forzata, che è l'antitesi di questo flusso naturale. È l'azione presa dal senso di dovere, dalla paura o dalla scarsità. È spesso accompagnata da resistenza, fatica e frustrazione. L'azione forzata può portare a risultati, ma spesso a un costo elevato: lo stress e la perdita di gioia e di connessione con il nostro vero sé.

Il passaggio dall'azione forzata all'azione ispirata è cruciale.

Richiede ascolto, pazienza e fiducia. Richiede di rallentare abbastanza da sentire il sussurro dell'ispirazione, di riconoscere quando l'Universo ci sta guidando verso un'azione che risuona con la nostra intenzione più profonda. Quando agiamo ispirati, ogni passo ci avvicina al nostro obiettivo in modo che sembra quasi che l'Universo stia cospirando a nostro favore.

È importante notare che l'azione ispirata non esclude l'effort, ma si tratta di uno sforzo che non si sente come tale. È un impegno che è in armonia con i nostri valori, i nostri desideri e il nostro scopo di vita. È l'azione che fa battere il cuore più forte, non di ansia, ma di passione. Questa passione è la benedizione che guida il viaggiatore lungo il sentiero della vita verso le vette della realizzazione personale.

Incorporando l'azione ispirata nei nostri sforzi quotidiani, ci prepariamo al prossimo capitolo della nostra esplorazione: la scienza dietro la legge dell'attrazione. Nel Capitolo 3, ci avventureremo oltre i confini dell'intuizione e della filosofia, esaminando come studi e ricerche sostengono o sfidano la validità di questa legge antica quanto l'universo. Dal potere dell'aspettativa evidenziato dagli studi sul placebo alla fisica quantistica che intreccia i suoi misteri con la coscienza umana, esploreremo la danza tra mente e materia, tra credenza e realtà.

La scienza, con il suo linguaggio di studi e ricerche, ci offrirà nuove lenti attraverso cui osservare e comprendere l'influenza della legge dell'attrazione sul nostro essere e sul nostro divenire. Mentre esamineremo le teorie della psicologia positiva e le scoperte delle neuroscienze, ci prepareremo a integrare la saggezza antica con la comprensione moderna, tessendo così un nuovo capitolo nel nostro viaggio verso la realizzazione dei sogni.

CAPITOLO 3:La Scienza e la Legge dell'Attrazione

La Legge dell'Attrazione, nella sua essenza, asserisce che i pensieri positivi possono portare a conseguenze positive nella vita di una persona. Questo principio può trovare una sorprendente analogia negli studi sull'effetto placebo, dove le aspettative di un individuo hanno dimostrato di influenzare tangibilmente la sua realtà fisica. Questo connubio tra mente e materia è stato oggetto di innumerevoli ricerche scientifiche, che potrebbero offrire una lente attraverso cui esaminare la Legge dell'Attrazione sotto una luce più empirica.

L'effetto placebo è un fenomeno intrigante nel quale una persona può sperimentare un miglioramento dei sintomi semplicemente credendo di aver ricevuto un trattamento efficace. Quando applichiamo questa logica alla Legge dell'Attrazione, emergono interessanti parallelismi. Se la mente è capace di generare risposte fisiche attraverso la convinzione e l'aspettativa, come mostrato negli studi placebo, allora potrebbe essere teoricamente possibile che essa possa attrarre circostanze positive nella propria vita con un meccanismo simile.

Negli esperimenti clinici, l'effetto placebo si manifesta quando i pazienti mostrano miglioramenti grazie alla loro credenza nell'efficacia del trattamento fittizio. Questo può avvenire sia in risposta a condizioni fisiche, come il dolore, sia in quelle psicologiche, come la depressione. L'effetto placebo dimostra il potere della mente di influenzare il corpo, suggerendo che le aspettative possano modellare la nostra realtà in modi che non comprendiamo appieno.

In riferimento alla Legge dell'Attrazione, ciò suggerisce che se ci aspettiamo di attirare positività e successo nella nostra vita, potremmo inconsciamente agire in modi che rendono tali risultati più probabili. Questo non significa che il pensiero positivo possa sostituire azioni concrete o che possa magicamente attirare ricchezza o salute senza nessun sforzo, ma piuttosto che l'atteggiamento mentale può giocare un ruolo critico nel modellare il contesto in cui tali azioni sono intraprese.

L'effetto delle aspettative è rilevante non solo nell'ambito della salute fisica, ma può essere traslato anche nei contesti della realizzazione personale e professionale. La psicologia ci insegna che un atteggiamento positivo può migliorare la performance e l'approccio agli ostacoli. Nell'ambito lavorativo, ad esempio, aspettarsi di fare bene in un colloquio di lavoro o in una presentazione può effettivamente migliorare l'esito di tali situazioni.

La scienza ha iniziato a esplorare come l'effetto placebo possa essere intenzionalmente indotto. Se gli individui possono imparare a controllare le loro aspettative in modo consapevole, potrebbero teoricamente utilizzare questo meccanismo per influenzare positivamente vari aspetti della loro vita. Questa idea echeggia i principi della Legge dell'Attrazione, che incoraggia a coltivare deliberatamente pensieri e sentimenti positivi per attirare risultati desiderati.

L'esplorazione degli studi sul placebo e l'effetto delle aspettative offre una prospettiva intrigante sulla Legge dell'Attrazione. Sebbene i meccanismi esatti rimangano un territorio in gran parte inesplorato dalla scienza moderna, le somiglianze tra i due fenomeni suggeriscono che, forse, la Legge dell'Attrazione potrebbe avere radici più profonde e scientificamente fondate di quanto alcuni critici possano credere.

All'interno del contesto della Legge dell'Attrazione, la fisica quantistica è spesso citata per fornire una spiegazione scientifica alla capacità di influenzare la realtà con il pensiero. Questo capitolo esplora le intersezioni intriganti tra le teorie della fisica quantistica e la Legge dell'Attrazione, offrendo una prospettiva che tenta di colmare il divario tra scienza e spiritualità.

La fisica quantistica, con le sue particelle subatomiche che esistono in stati di probabilità piuttosto che in posizioni definite, suggerisce un universo meno deterministico e più malleabile di quanto le leggi della fisica classica avessero precedentemente stabilito. Al cuore di questa teoria è il principio di sovrapposizione, che afferma che una particella può esistere simultaneamente in tutti i suoi stati possibili fino a quando non viene osservata. Questo porta al famoso esperimento mentale del gatto di Schrödinger, in cui un gatto è contemporaneamente vivo e morto fino a quando non viene osservato. Se applicato metaforicamente alla Legge dell'Attrazione, questo principio potrebbe suggerire che le realtà potenziali esistono in sovrapposizione, attendendo la 'osservazione' – o l'intenzione e l'attenzione – per collassare in una realtà esperita.

Un altro concetto fondamentale è l'entanglement quantistico, che implica che due particelle possono essere così profondamente connesse che il cambiamento dello stato di una influenzerà immediatamente l'altra, indipendentemente dalla distanza che le separa. Questo fenomeno, che Einstein definì "spooky action at a distance", potrebbe essere parallelo alla sensazione di connessione che si sperimenta quando si pensa intensamente a qualcuno e poi si riceve improvvisamente una chiamata da quella persona. Sebbene l'entanglement quantistico operi su una scala subatomica, gli adepti della Legge dell'Attrazione spesso lo citano come prova che i nostri pensieri possono influenzare la realtà oltre i confini personali.

E' cruciale sottolineare che queste interpretazioni sono molto speculative e che la comunità scientifica rimane scettica riguardo alla loro applicazione diretta ai fenomeni macroscopici della vita quotidiana. La fisica quantistica, infatti, si occupa dell'infinitamente piccolo, e non è stato dimostrato che le sue leggi si applichino allo stesso modo agli oggetti e agli eventi di dimensioni umane.

Nonostante ciò, l'esplorazione di questi principi quantistici ha ispirato molte persone a considerare la possibilità che l'universo possa essere più ricettivo alle nostre intenzioni di quanto si credesse tradizionalmente. Questa prospettiva offre un ponte verso il punto successivo, la psicologia positiva, che indaga come gli stati mentali influenzano il benessere individuale. La psicologia positiva non si concentra sul subatomico ma piuttosto sul potenziale umano e sul potere dei pensieri positivi, che si allinea bene con l'idea di attrarre ciò che si invia nell'universo.

Mentre la fisica quantistica offre metafore affascinanti e ipotesi stimolanti per coloro che cercano di comprendere e applicare la Legge dell'Attrazione, è importante navigare in queste acque con cautela e consapevolezza critica. La scienza, nella sua essenza, si fonda su prove e riproducibilità, e l'interpretazione libera dei suoi principi senza solide basi empiriche può portare a conclusioni fuorvianti. Proseguendo ci immergeremo in come la psicologia positiva, una disciplina ben radicata nell'osservazione e nell'esperimento, si rapporti e sostenga i principi della Legge dell'Attrazione, fornendo un terreno più solido su cui costruire la pratica di attrarre successo e benessere nella propria vita.

Nel tessuto della Legge dell'Attrazione, la psicologia positiva agisce come un filo d'oro, intrecciando la comprensione scientifica del benessere umano con le pratiche di auto-miglioramento. Dove la fisica quantistica lascia spazio all'interpretazione, la psicologia positiva offre un'ancora empirica, fornendo una base solida per l'idea che i nostri stati mentali influenzino direttamente la nostra realtà.

La psicologia positiva, a differenza delle interpretazioni più tradizionali della psicologia che tendono a concentrarsi sui disturbi mentali, esplora ciò che rende la vita degna di essere vissuta. In questo campo, l'attenzione è focalizzata su virtù come la gratitudine, l'ottimismo, e la resilienza, ovvero tutti aspetti che risuonano con la pratica di coltivare intenzionalmente pensieri e sentimenti che si desidera manifestare nella propria vita secondo la Legge dell'Attrazione.

La ricerca in psicologia positiva ha dimostrato che l'ottimismo e la gratitudine non sono solo stati mentali piacevoli, ma possono anche avere effetti tangibili sulla nostra salute fisica e mentale. Per esempio, gli studi hanno scoperto che le persone che mantengono un atteggiamento di gratitudine tendono a sperimentare meno stress e possono persino avere migliori risultati di salute cardiaca. L'ottimismo è stato collegato a migliori strategie di coping, che consentono alle persone di superare gli ostacoli e di continuare a perseguire i loro obiettivi.

Quando applichiamo queste scoperte alla Legge dell'Attrazione, emerge un quadro interessante: non è solo il pensiero positivo a contare, ma l'intero atteggiamento con cui ci avviciniamo alla vita. La psicologia positiva suggerisce che coltivare una prospettiva positiva potrebbe effettivamente 'attrarre' esperienze positive, non tanto attraverso un misterioso campo energetico, ma piuttosto attraverso il modo in cui ci comportiamo e reagiamo alle circostanze della vita. Ad esempio, una persona che crede nella possibilità di successo è più propensa a riconoscere e cogliere le opportunità, rispetto a qualcuno che è convinto del proprio fallimento.

E' essenziale riconoscere che questo non significa ignorare la realtà o negare le esperienze negative. La psicologia positiva non promuove un'illusione di felicità costante, ma piuttosto l'accettazione delle sfide della vita insieme all'adozione di un atteggiamento costruttivo verso la risoluzione dei problemi.

Il passaggio successivo nel nostro viaggio attraverso la Legge dell'Attrazione ci porta dalle profondità della mente umana alle complessità del cervello. Qui incontriamo i neuroni specchio, una scoperta rivoluzionaria nella neuroscienza che mostra come il nostro cervello sia cablato per la connessione e l'empatia. Questi neuroni si attivano sia quando compiamo un'azione sia quando osserviamo qualcun altro compiere la stessa azione, fornendo una possibile base neurologica per l'empatia e l'apprendimento attraverso l'imitazione.

Questo collegamento tra psicologia positiva e neuroscienze fornisce un ponte naturale verso il prossimo argomento, in quanto sia la psicologia positiva che i neuroni specchio sono fondamentali per comprendere come i nostri stati interiori possano influenzare e rispecchiare le nostre esperienze esterne. Mentre la psicologia positiva mette in luce l'importanza di atteggiamenti e intenzioni positive, i neuroni specchio ci offrono una finestra sull'interiorità delle nostre connessioni con gli altri e su come possiamo 'attrarre' o essere attratti da specifiche qualità e comportamenti.

Questi campi della psicologia e della neuroscienza aprono nuove prospettive su come possiamo influenzare la nostra realtà personale e interpersonale, tessendo una rete più complessa e scientificamente fondata di ciò che significa vivere in accordo con la Legge dell'Attrazione. Nel prossimo segmento, esploreremo più in profondità come i neuroni specchio non solo ci permettono di comprendere e empatizzare con gli altri, ma potrebbero anche giocare un ruolo nel modo in cui manifestiamo la realtà intorno a noi.

Nella ricerca di una comprensione più profonda della Legge dell'Attrazione, è impossibile ignorare il contributo delle neuroscienze, in particolare lo studio dei neuroni specchio. Scoperti negli anni '90 da un gruppo di neuroscienziati italiani, i neuroni specchio rappresentano una delle scoperte più intriganti e rivelatrici della moderna neuroscienza. Questi neuroni si attivano non solo quando eseguiamo un'azione, ma anche quando osserviamo qualcun altro che esegue la stessa azione. Sono, in un certo senso, il corrispettivo neurologico dell'empatia e della comprensione sociale, poiché ci permettono di 'sperimentare' indirettamente le azioni e le emozioni degli altri.

La loro rilevanza per la Legge dell'Attrazione potrebbe non essere immediatamente evidente, ma è profonda. Se consideriamo l'attrazione non solo in termini di desiderare e ottenere, ma anche come un processo di rispecchiamento e connessione con gli altri, allora i neuroni specchio offrono un meccanismo biologico attraverso il quale questo può avvenire. Quando siamo in sintonia con gli stati emotivi e le azioni degli altri, siamo più capaci di 'sintonizzarci' con le frequenze che desideriamo attirare nella nostra vita. Questa sintonizzazione non è metaforica, ma un fenomeno neurologico concreto che può influenzare le nostre interazioni e le nostre esperienze.

La presenza dei neuroni specchio nel cervello umano suggerisce che l'evoluzione ci ha dotati di un sistema che facilita la comprensione reciproca e la cooperazione. Questa capacità di rispecchiare può essere estesa oltre il semplice atto di empatizzare con le azioni fisiche per includere anche emozioni e intenzioni. Pertanto, quando applichiamo positività e intenzionalità nelle nostre vite, possiamo non solo migliorare la nostra esperienza personale, ma anche influenzare positivamente quelli intorno a noi. Questa reciproca influenza è centrale nella pratica della Legge dell'Attrazione, che sostiene che possiamo attirare ciò che riflettiamo nel mondo.

Approfondendo ulteriormente, si scopre che i neuroni specchio possono giocare un ruolo nel modo in cui interpretiamo e rispondiamo alle intenzioni altrui, influenzando così la nostra capacità di 'attirare' determinate situazioni o persone nelle nostre vite. Se proiettiamo fiducia, per esempio, è più probabile che gli altri rispecchino quella fiducia con la loro apertura e supporto. Questo rispecchiamento non è solo psicologico; è radicato nelle strutture cerebrali che facilitano l'imitazione e l'interazione sociale.

È importante però considerare questi concetti con una certa cautela. Mentre la presenza di neuroni specchio nel cervello umano è ben documentata, la loro applicazione diretta alla Legge dell'Attrazione è più speculativa. I neuroni specchio ci aiutano a capire come possiamo essere naturalmente predisposti a empatizzare e connetterci con gli altri, ma questo non equivale a una prova scientifica che possiamo 'attirare' eventi specifici o risultati nella nostra vita semplicemente attraverso il pensiero.

Questo ci porta a un punto critico, che sarà esplorato nella prossima sezione: la distinzione tra ciò che è supportato da prove scientifiche e ciò che rimane nel regno della speculazione personale o filosofica. Mentre esaminiamo le critiche scientifiche e i supporti alla Legge dell'Attrazione, è essenziale mantenere un approccio equilibrato che riconosca sia i limiti che il potenziale della scienza nel dare spiegazioni ai fenomeni che esperiamo. La Legge dell'Attrazione, in molti modi, si trova all'incrocio tra la psicologia, la neuroscienza e la ricerca personale di significato, e ogni passo avanti in questo campo deve essere valutato con un rigoroso pensiero critico e un'apertura alla possibilità.

Nell'esplorare il concetto della Legge dell'Attrazione, è essenziale considerare il panorama delle critiche scientifiche così come gli eventuali supporti che questa filosofia ha ricevuto. La scienza, con la sua metodologia rigorosa e il suo approccio basato sull'evidenza, può sembrare in contrasto con i principi spesso associati alla Legge dell'Attrazione, che, a volte, sono etichettati come pseudoscienza. Eppure ci sono aree in cui la scienza e la Legge dell'Attrazione sembrano sovrapporsi e dove la ricerca potrebbe offrire una lente attraverso cui osservare questo antico principio sotto una nuova luce.

Uno dei principali argomenti critici nei confronti della Legge dell'Attrazione è la mancanza di evidenza empirica che supporti l'idea che i pensieri possano influenzare direttamente la realtà fisica. Molti scienziati sottolineano che mentre è possibile che un atteggiamento positivo possa influenzare le azioni di una persona e quindi i suoi risultati, questo è molto diverso dall'affermazione che l'universo risponda alle frequenze dei pensieri di un individuo. Gli scettici sostengono che molti dei cosiddetti successi della Legge dell'Attrazione siano aneddoti o il risultato di bias cognitivi come il bias di conferma, che porta le persone a notare e ricordare le informazioni che confermano le loro credenze preesistenti.

Nonostante queste critiche, esistono alcuni studi nei campi della psicologia e delle neuroscienze che sembrano fornire un certo grado di supporto alle idee correlate alla Legge dell'Attrazione. Per esempio, la ricerca sull'effetto placebo ha mostrato che le aspettative di una persona possono influenzare significativamente i suoi risultati di salute, un fenomeno che dimostra il potente legame tra mente e corpo. Gli studi sulla visualizzazione guidata hanno rivelato che immaginare attivamente se stessi mentre si compie un'azione può migliorare la performance in quella specifica azione, un principio che ricorda la tecnica della Legge dell'Attrazione di visualizzare i propri obiettivi.

Queste aree di supporto sono spesso mis-interpretate o esagerate per sostenere la Legge dell'Attrazione in modo che superi i limiti della plausibilità scientifica. La Legge dell'Attrazione, nella sua forma popolare, tende ad essere presentata come una legge universale che funziona indipendentemente dalle circostanze esterne, una visione che non trova riscontro nella letteratura scientifica. Inoltre, c'è il rischio che le persone possano affidarsi eccessivamente a questa filosofia per il cambiamento positivo nella loro vita, trascurando l'azione diretta e l'intervento pratico.

Nel passare alla prossima sezione, che esamina i miti e i malintesi intorno al pensiero positivo e alla Legge dell'Attrazione, si deve quindi adottare un approccio equilibrato. Un approccio che, pur riconoscendo l'importanza dell'ottimismo e dell'intenzione, non ignori la necessità di azioni concrete e l'importanza del riconoscimento e dell'elaborazione delle emozioni negative. Il mito del pensiero positivo come panacea universale sarà sottoposto a scrutinio, esplorando come il pensiero positivo possa effettivamente giocare un ruolo nel benessere personale e nel successo, ma non nel modo semplicistico e talvolta mistico che viene spesso presentato.

Questo passaggio naturale ci conduce alla considerazione che, mentre la Legge dell'Attrazione può servire come strumento motivazionale e come cornice per l'auto-miglioramento, non è un sostituto per il lavoro duro, la pianificazione strategica e il confronto onesto con le sfide della vita. L'intersezione tra la psicologia positiva, l'azione ispirata e la realtà del lavoro quotidiano diventa il fulcro di un discorso più maturo e fondato sulla Legge dell'Attrazione, uno che valuta criticamente sia le sue promesse che i suoi limiti.

CAPITOLO 4: Miti e Malintesi

Nel capitolo precedente abbiamo esaminato da vicino le intersezioni tra la Legge dell'Attrazione e vari campi scientifici, mettendo in luce sia le potenziali sinergie che le critiche. Abbiamo visto come la psicologia positiva, le neuroscienze e persino la fisica quantistica possano fornire spunti di riflessione interessanti sulla Legge dell'Attrazione, pur mantenendo un atteggiamento critico e realistico verso le sue interpretazioni più estreme. Con questa comprensione più profonda e sfumata, possiamo ora passare a esaminare alcuni dei miti e dei malintesi che circondano la Legge dell'Attrazione, iniziando dal mito del pensiero positivo.

Il pensiero positivo è spesso citato come una componente centrale della Legge dell'Attrazione, con l'idea che mantenere una mentalità ottimista porterà a risultati positivi. Questa nozione, sebbene abbia un nucleo di verità, può essere fuorviante se interpretata in modo eccessivo o semplificato. Il pericolo è che una visione eccessivamente ottimistica possa trasformarsi in una negazione della realtà, in cui le sfide e le difficoltà vengono ignorate o minimizzate.

Il vero valore del pensiero positivo risiede nel suo potere di motivare e ispirare, ma deve essere equilibrato con un realismo pragmatico. Un atteggiamento positivo può migliorare la nostra salute mentale e fisica, aumentare la nostra resilienza di fronte alle avversità e aiutarci a perseguire i nostri obiettivi con maggiore determinazione. Tuttavia questo non significa che possiamo semplicemente 'pensare' ai nostri problemi fino a farli sparire.

Un approccio equilibrato al pensiero positivo riconosce l'importanza di affrontare e trasformare le emozioni negative, piuttosto che sopprimerle o ignorarle. Questa trasformazione non è un processo passivo, ma attivo, che richiede riflessione, autoanalisi e, a volte, cambiamenti concreti nel nostro comportamento o nel nostro ambiente. Inoltre il pensiero positivo non esclude la necessità dell'azione. Per realizzare i nostri desideri e obiettivi, dobbiamo impegnarci in azioni concrete e strategiche, sostenute ma non sostituite da un atteggiamento ottimista.

Questo equilibrio tra pensiero positivo e azione concreta ci porta al prossimo punto di discussione: l'errata percezione della Legge dell'Attrazione come una soluzione rapida per i problemi della vita. Nel prossimo segmento, analizzeremo come una tale visione semplificata non solo distorca il vero significato della Legge dell'Attrazione, ma possa anche impedire una vera crescita personale e un'autentica realizzazione dei propri sogni.

Abbiamo appena parlato dell'importanza di un approccio equilibrato al pensiero positivo, sottolineando la necessità di unire ottimismo e realismo. Questo tema ci porta naturalmente a esaminare un altro fraintendimento comune riguardante la Legge dell'Attrazione: la percezione di essa come una sorta di soluzione rapida o scorciatoia per il successo e la realizzazione personale.

La rappresentazione della Legge dell'Attrazione come una soluzione immediata e senza sforzo per ottenere tutto ciò che si desidera è non solo ingannevole, ma può anche essere dannosa. Questa visione semplificata ignora le complessità della vita e le sfide intrinseche nel raggiungimento di obiettivi significativi. La realtà è che mentre l'adozione di una mentalità positiva può essere incredibilmente potente, essa da sola non è sufficiente per manifestare cambiamenti reali e duraturi nella vita di una persona.

Nella sua forma più superficiale, questa interpretazione errata della Legge dell'Attrazione promette che, con il semplice pensiero positivo e la visualizzazione, si possono attrarre ricchezza, successo e felicità senza necessità di azione concreta o di confronto con gli ostacoli. Questo approccio trascura completamente il valore e l'importanza del lavoro duro, della pianificazione strategica e della perseveranza. La realizzazione dei sogni richiede più che la sola visualizzazione: necessita di una dedizione costante, di un apprendimento continuo e, soprattutto, di azioni concrete e mirate.

Questa errata concezione può anche portare a una sorta di auto-colpevolizzazione, dove gli individui si sentono in colpa o falliti se non riescono a 'attrarre' ciò che desiderano. Questo è particolarmente dannoso perché trascura fattori esterni come il contesto socio-economico, le circostanze personali e gli inevitabili colpi di scena della vita che possono influenzare i nostri percorsi e i nostri successi.

Nelle prossime pagine parleremo della distinzione tra la Legge dell'Attrazione e la superstizione, argomento strettamente collegato a questo concetto. È fondamentale capire che mentre la Legge dell'Attrazione può servire come un potente strumento motivazionale e di auto-miglioramento, essa non è un dogma magico o una superstizione che opera al di fuori delle leggi della realtà e del duro lavoro. Riconoscere questa distinzione ci permette di apprezzare la Legge dell'Attrazione per ciò che può offrire realisticamente: un quadro per aumentare la nostra autocoscienza, focalizzare i nostri sforzi e agire verso i nostri obiettivi, piuttosto che una formula magica per il successo senza sforzo.

In questo contesto l'importanza di riconoscere e lavorare sulle proprie emozioni negative, che esamineremo nel prossimo segmento, diventa ancora più evidente. Affrontare le sfide e gli ostacoli con un approccio equilibrato e realistico, che incorpora sia l'ottimismo sia la consapevolezza delle difficoltà, è essenziale per un uso sano e produttivo della Legge dell'Attrazione. Questo ci porta a comprendere che il percorso verso la realizzazione dei nostri sogni non è solo una questione di pensare positivo, ma richiede una comprensione profonda di noi stessi, del nostro mondo e dell'azione necessaria per trasformare i nostri desideri in realtà.

Abbiamo appena approfondito l'errata percezione della Legge dell'Attrazione come una soluzione rapida, evidenziando l'importanza dell'azione e del duro lavoro nel raggiungimento dei propri obiettivi. Questa comprensione ci porta a un'altra distinzione fondamentale: quella tra la Legge dell'Attrazione e la superstizione. Questo confronto ci permette di delineare ulteriormente i contorni realistici e pratici di questa legge, evitando di scivolare in interpretazioni errate o mitizzate.

La Legge dell'Attrazione, nella sua essenza, è uno strumento per comprendere e utilizzare il potere dei propri pensieri e delle proprie emozioni per influenzare positivamente la propria vita. Tuttavia quando viene mal interpretata o applicata in maniera eccessiva, può sfociare in una forma di superstizione, in cui si attribuiscono a pensieri o rituali un potere quasi magico di influenzare gli eventi esterni. Questa distorsione conduce a una visione passiva e fatalista, in cui si aspetta che l'universo risponda automaticamente ai nostri desideri, senza un nostro attivo coinvolgimento.

Questa visione superstiziosa ignora il fatto che la Legge dell'Attrazione non è una forza esterna che agisce su di noi, ma piuttosto uno strumento che ci permette di sintonizzare le nostre azioni e i nostri pensieri con i nostri obiettivi. La differenza fondamentale sta nel riconoscere che i nostri pensieri e le nostre emozioni sono importanti catalizzatori per l'azione, ma non sostituti di essa. In altre parole, la Legge dell'Attrazione non garantisce risultati semplicemente attraverso il pensiero positivo o la visualizzazione, ma richiede un impegno attivo e continuo per trasformare tali pensieri in realtà tangibili.

Questa comprensione ci porta direttamente all'importanza del riconoscimento delle proprie emozioni negative, argomento che verrà trattato nel prossimo segmento. È essenziale accettare che, insieme ai pensieri positivi, le emozioni negative hanno un ruolo cruciale nel nostro percorso di crescita e sviluppo personale. Invece di vederle come ostacoli o come segnali di fallimento nella pratica della Legge dell'Attrazione, è importante riconoscerle come parte integrante dell'esperienza umana.

Queste emozioni, che possono includere paura, dubbio, frustrazione, o tristezza, non sono in contraddizione con la Legge dell'Attrazione, ma possono servire come indicatori preziosi del nostro stato interno e delle aree che necessitano di maggiore attenzione e lavoro. Un approccio sano e bilanciato alla Legge dell'Attrazione non cerca di eliminare queste emozioni, ma piuttosto di comprenderle, accettarle e imparare da esse.

Distinguere la Legge dell'Attrazione dalla superstizione significa riconoscere la sua natura come strumento di empowerment personale, piuttosto che come una bacchetta magica che realizza desideri. Questo ci permette di utilizzare la Legge dell'Attrazione in modo più consapevole, responsabile e efficace, integrando tutti gli aspetti della nostra esperienza umana - positivi e negativi - nel nostro percorso verso la realizzazione personale e professionale.

Abbiamo esaminato come la Legge dell'Attrazione differisca dalla superstizione, ponendo l'accento sulla necessità di un approccio attivo e consapevole nella realizzazione dei propri obiettivi. Questa riflessione ci conduce direttamente al cuore del prossimo argomento: l'importanza del riconoscimento e dell'accettazione delle emozioni negative nel contesto della Legge dell'Attrazione.

Contrariamente a quanto alcuni possono credere, la Legge dell'Attrazione non implica la negazione o la soppressione delle emozioni negative. Invece riconoscere e affrontare queste emozioni è un passo fondamentale verso un'autentica crescita personale. Le emozioni negative, come la paura, la tristezza, la frustrazione o l'ansia, sono aspetti naturali dell'esperienza umana. Non solo è normale sperimentarle, ma possono anche fornire intuizioni preziose sulle nostre vere esigenze, desideri e aree di crescita.

Il riconoscimento delle emozioni negative implica un profondo senso di autoconsapevolezza. Questo processo di introspezione richiede coraggio e onestà, permettendoci di esplorare le cause profonde delle nostre paure e insicurezze. In questo contesto, la Legge dell'Attrazione non diventa un mezzo per evitare la realtà, ma piuttosto un modo per affrontarla con maggiore chiarezza e comprensione.

L'importanza di questo riconoscimento sta nel fatto che le emozioni negative non affrontate possono diventare ostacoli inconsci che ostacolano la nostra capacità di attrarre ciò che desideriamo veramente. Per esempio, se desideriamo successo e abbondanza, ma internamente nutriamo paure profonde legate al fallimento o all'indegnità, queste paure possono sabotare inconsciamente i nostri sforzi. Solo attraverso il riconoscimento e l'accettazione di emozioni queste negative possiamo iniziare a lavorare su di esse, trasformandole da ostacoli in opportunità di crescita.

L'accettazione delle emozioni negative ci permette anche di sviluppare una maggiore resilienza. Imparando a navigare attraverso queste emozioni, sviluppiamo strumenti e strategie che ci aiutano a gestire le sfide e gli imprevisti con maggiore equilibrio e forza. Questa resilienza è cruciale per mantenere una visione positiva e costruttiva anche di fronte alle difficoltà, consentendoci di rimanere focalizzati sui nostri obiettivi a lungo termine.

E' tuttavia essenziale distinguere tra riconoscimento e indulgenza nelle emozioni negative. Mentre il riconoscimento implica una comprensione consapevole e una trasformazione costruttiva, l'indulgenza può portare a un circolo vizioso di negatività e passività. La sfida sta nel trovare un equilibrio tra accettare emozioni queste come parte della nostra esperienza umana e non permettere loro di dominare o definire la nostra visione della vita e dei nostri obiettivi.

Questo processo di riconoscimento e trasformazione delle emozioni negative ci conduce naturalmente verso il prossimo tema: la responsabilità personale versus il destino controllato dall'universo. In questo contesto, l'importanza del riconoscimento delle emozioni negative diventa un aspetto chiave nel prendere responsabilità per la nostra vita e per le nostre azioni. Riconoscere e lavorare sulle nostre emozioni negative non è solo un atto di autocoscienza, ma anche un esercizio di responsabilità personale, un passo essenziale verso il prendere in mano le redini della nostra vita e del nostro destino.

abbiamo fino qui esaminato vari aspetti della Legge dell'Attrazione, dai miti e malintesi alla necessità di un approccio equilibrato e consapevole. In particolare abbiamo approfondito il ruolo delle emozioni negative, riconoscendone l'importanza nel nostro percorso di crescita. Questa riflessione ci porta al tema cruciale della responsabilità personale versus il destino controllato dall'universo, un argomento fondamentale per comprendere e applicare efficacemente la Legge dell'Attrazione nella propria vita.

La Legge dell'Attrazione è spesso interpretata come un principio secondo cui l'universo risponde direttamente ai nostri pensieri e desideri. Tuttavia, una comprensione più matura e profonda di questa legge rivela che il vero potere risiede nella responsabilità personale che assumiamo per le nostre vite. Ciò significa riconoscere che, sebbene non possiamo controllare ogni aspetto del mondo esterno, abbiamo un controllo significativo sulle nostre reazioni, i nostri pensieri, le nostre emozioni e, soprattutto, le nostre azioni.

La responsabilità personale implica un profondo senso di autoconsapevolezza e autocritica. Significa essere consapevoli di come i nostri schemi di pensiero, le nostre credenze e i nostri comportamenti influenzano la nostra realtà. Invece di attribuire il successo o il fallimento a forze esterne o a un destino predeterminato, la responsabilità personale ci invita a guardare dentro di noi, a riflettere sulle nostre azioni e a fare scelte consapevoli che allineano le nostre azioni ai nostri obiettivi.

Questa visione si contrappone all'idea di un destino completamente controllato dall'universo, dove gli eventi della vita sono predestinati o determinati esclusivamente dalle forze esterne. Sebbene la Legge dell'Attrazione enfatizzi l'importanza dei pensieri e delle intenzioni, è cruciale riconoscere che i pensieri da soli non sono sufficienti. È l'azione informata e consapevole, guidata da questi pensieri e intenzioni, che crea veramente il cambiamento.

In questo contesto la Legge dell'Attrazione può essere vista come un invito all'azione consapevole. Invece di aspettarsi che l'universo realizzi i nostri desideri senza sforzo da parte nostra, siamo chiamati a essere i protagonisti attivi della nostra vita. Questo significa stabilire obiettivi chiari, pianificare e agire in modo coerente con questi obiettivi, e adattarsi e imparare dai feedback e dalle esperienze lungo il cammino.

La responsabilità personale, inoltre, ci aiuta a navigare con resilienza attraverso le sfide e gli ostacoli. Riconoscendo che abbiamo il potere di scegliere come reagire alle difficoltà, possiamo affrontare le avversità con una mentalità proattiva e costruttiva, vedendo ogni ostacolo come un'opportunità per imparare e crescere.

Passando al prossimo capitolo, esploreremo come questa responsabilità personale si traduca nella definizione e coltivazione di una mentalità di abbondanza. Sarà evidente come la mentalità che scegliamo di adottare può influenzare profondamente la nostra capacità di attrarre abbondanza nella nostra vita. La coltivazione di una mentalità di abbondanza, radicata nella responsabilità personale, ci prepara a impostare intenzioni chiare e positive, a bilanciare ottimismo e realismo e a gestire le aspettative in modo sano, mantenendoci aperti ai risultati.

PARTE SECONDA
Applicazione Pratica della Legge dell'Attrazione

CAPITOLO 5:Mentalità e Visione

Nel capitolo precedente, abbiamo esplorato il delicato equilibrio tra il riconoscimento dell'importanza delle emozioni negative e la responsabilità personale nella creazione della nostra realtà. Abbiamo compreso che, anziché essere meramente soggetti al destino o alle forze dell'universo, abbiamo il potere e la responsabilità di plasmare attivamente le nostre vite. Questa consapevolezza ci porta a un aspetto cruciale del nostro percorso di crescita personale: la definizione e coltivazione di una mentalità di abbondanza, che sarà il fulcro di questo capitolo.

La mentalità di abbondanza non è solo un concetto legato alla ricchezza o al successo materiale; è piuttosto un approccio globale alla vita che si riflette in ogni aspetto del nostro essere. Essa implica vedere il mondo come un luogo di opportunità infinite, dove c'è abbastanza per tutti. Nella mentalità di abbondanza, la competizione lascia il posto alla collaborazione e la paura del fallimento si trasforma in accettazione e apprendimento dai propri errori.

Coltivare una mentalità di abbondanza inizia con la consapevolezza di come i nostri pensieri e credenze influenzino la nostra percezione della realtà. È un processo che richiede di sfidare e riformulare le convinzioni limitanti radicate, spesso inconsciamente, nella nostra mente. Ciò implica riconoscere e superare le convinzioni di scarsità, come la paura di non avere abbastanza o di non essere abbastanza, che possono ostacolare il nostro percorso verso l'abbondanza e il successo.

Un altro aspetto fondamentale nella coltivazione di una mentalità di abbondanza è l'adozione di un atteggiamento di gratitudine. La gratitudine ci aiuta a focalizzare la nostra attenzione su ciò che abbiamo, piuttosto che su ciò che ci manca. Questo spostamento di prospettiva può avere un impatto profondo su come percepiamo e sperimentiamo la nostra vita, portandoci a riconoscere e apprezzare le abbondanze già presenti.

Una mentalità di abbondanza implica essere aperti al cambiamento e alle possibilità. Significa accettare che il cambiamento è una costante nella vita e vedere ogni situazione, anche quelle apparentemente negative, come un'opportunità per crescere e apprendere. Questa apertura ci permette di rimanere flessibili e adattabili, qualità essenziali nell'attrarre e nel creare opportunità.

La mentalità dell'abbondanza si estende oltre il personale e può avere un impatto significativo sulla collettività. Quando operiamo da una posizione di abbondanza, siamo più inclini a condividere, a collaborare e a contribuire al benessere degli altri, creando un circolo virtuoso di positività e successo che beneficia non solo noi stessi ma anche la comunità in cui viviamo.

Man mano che proseguiamo nel prossimo punto, vedremo come l'autocoscienza e l'autovalutazione giocano un ruolo fondamentale nell'applicazione della legge dell'attrazione. Queste pratiche ci aiutano a comprendere meglio noi stessi, i nostri valori e le nostre convinzioni, consentendoci di allineare i nostri pensieri e azioni con la nostra visione di abbondanza. Attraverso l'autoconoscenza, possiamo identificare e modificare le credenze limitanti, affinare le nostre intenzioni e rafforzare la nostra capacità di attrarre ciò che desideriamo nella vita.

Abbiamo finora parlato della definizione e la coltivazione di una mentalità di abbondanza, un aspetto fondamentale per applicare efficacemente la legge dell'attrazione. Abbiamo compreso come una visione abbondante della vita può trasformare non solo il nostro modo di pensare, ma anche il nostro agire quotidiano. In questo capitolo, ci concentreremo sull'importanza dell'autocoscienza e dell'autovalutazione nella legge dell'attrazione, elementi chiave per impostare intenzioni chiare e positive, che saranno il fulcro del prossimo segmento.

L'autocoscienza e l'autovalutazione sono due pilastri fondamentali nella pratica della legge dell'attrazione. L'autocoscienza è la capacità di riconoscere e comprendere i propri pensieri, emozioni, motivazioni e comportamenti. È un processo di esplorazione interiore che ci permette di scoprire chi siamo veramente e cosa vogliamo realmente dalla vita. Questa profonda comprensione di sé è essenziale per utilizzare efficacemente la legge dell'attrazione, in quanto ci permette di allineare i nostri desideri con le nostre vere intenzioni.

L'autovalutazione, d'altra parte, è il processo attraverso il quale valutiamo le nostre azioni e i nostri risultati rispetto ai nostri obiettivi e valori. Questo processo ci consente di riflettere sulle nostre scelte e sui loro impatti, aiutandoci a fare aggiustamenti e a rimanere in pista verso i nostri obiettivi. L'autovalutazione ci aiuta a mantenere una prospettiva chiara sui nostri progressi e sulle aree in cui possiamo migliorare.

Entrambi questi processi richiedono onestà, vulnerabilità e un impegno costante. L'autocoscienza inizia con la volontà di guardarsi allo specchio e di accettare tutti gli aspetti di sé, sia positivi che negativi. È un percorso che può richiedere tempo e può portare alla luce aspetti dolorosi o difficili da accettare, ma è essenziale per il vero cambiamento e la crescita personale.

L'autovalutazione, invece, richiede di fissare standard chiari e realistici per sé stessi, e di essere disposti a confrontarsi con i risultati delle proprie azioni. È un processo che aiuta a rimanere focalizzati, evitando di deviare dal percorso verso i nostri obiettivi. La chiave sta nel trovare un equilibrio tra essere critici con sé stessi e riconoscere i propri successi e progressi.

Attraverso l'autocoscienza, possiamo identificare i nostri veri desideri e ciò che ci motiva realmente. Questo ci permette di impostare intenzioni chiare e potenti che sono in linea con i nostri valori più profondi. L'autovalutazione, d'altra parte, ci aiuta a rimanere onesti riguardo ai nostri progressi e a fare le correzioni necessarie lungo il cammino.

Man mano che procediamo, vedremo come impostare intenzioni chiare e positive per la giornata è fondamentale nella pratica quotidiana della legge dell'attrazione. Queste intenzioni, radicate nella profonda autocoscienza e continuamente raffinate attraverso l'autovalutazione, diventano la bussola che guida le nostre azioni e i nostri pensieri, portandoci più vicini alla realizzazione dei nostri desideri e obiettivi.

Proseguendo dal precedente approfondimento sull'importanza dell'autocoscienza e dell'autovalutazione nella legge dell'attrazione, è essenziale capire come queste due qualità siano la base per impostare intenzioni chiare e positive ogni giorno.

L'autocoscienza ci permette di riconoscere ciò che desideriamo veramente e l'autovalutazione ci aiuta a valutare la direzione in cui stiamo andando. Esploreremo ora come l'impostazione di intenzioni quotidiane, chiare e positive, sia un passo cruciale per manifestare la vita che desideriamo, un aspetto che si collega strettamente al ruolo dell'ottimismo e del realismo nel creare una visione efficace, argomento del prossimo segmento.

Impostare intenzioni chiare e positive per la giornata è un potente strumento per allineare i nostri pensieri e azioni con i nostri obiettivi e desideri. Un'intenzione non è semplicemente un obiettivo o un desiderio; è una dichiarazione di ciò che vogliamo vivere e come vogliamo sentirci. È una guida per la nostra attenzione e energia, un promemoria costante di ciò che stiamo cercando di realizzare.

La chiarezza delle intenzioni è fondamentale. Le intenzioni vaghe o poco definite sono difficili da seguire e possono portare a risultati incerti. Quando impostiamo intenzioni chiare, creiamo un percorso definito da seguire. Queste intenzioni possono riguardare qualsiasi aspetto della nostra vita, dallo sviluppo personale alla carriera, dai rapporti alle finanze. Ad esempio, un'intenzione può essere "Oggi voglio avvicinarmi con gentilezza a ogni persona che incontro" o "Voglio concentrarmi su soluzioni creative per i problemi al lavoro".

L'aspetto positivo delle intenzioni è altrettanto importante. Impostare intenzioni positive significa scegliere di concentrarsi su ciò che desideriamo, piuttosto che su ciò che temiamo o vogliamo evitare. Le intenzioni positive alimentano la nostra energia e spirito, dandoci la motivazione per superare le sfide e rimanere concentrati sui nostri obiettivi.

Questo processo di impostazione delle intenzioni può essere integrato nella routine mattutina. Dedicare qualche momento all'inizio di ogni giorno per riflettere sulle nostre intenzioni ci aiuta a stabilire il tono per il giorno. Possiamo scrivere le nostre intenzioni in un diario, ripeterle come affermazioni, o semplicemente prenderci un momento di silenzio per focalizzarci su di esse.

Le intenzioni quotidiane ci aiutano anche a rimanere ancorati nel presente. Mentre è facile essere sopraffatti dai pensieri sul passato o preoccupazioni per il futuro, concentrarsi sulle intenzioni per il giorno corrente ci mantiene radicati nel qui e ora. Questo approccio mindful ci aiuta a vivere ogni giorno in modo più pieno e consapevole.

Vedremo di seguito come l'ottimismo e il realismo giochino un ruolo cruciale nel creare una visione efficace. L'impostazione di intenzioni chiare e positive è il primo passo, ma è fondamentale anche l'atteggiamento con cui ci avviciniamo a queste intenzioni. Un equilibrio tra un ottimismo speranzoso e un realismo pragmatico è vitale per trasformare le nostre intenzioni in realtà tangibili, mantenendoci motivati e radicati nella nostra ricerca del successo e della felicità.

Dopo aver esplorato come impostare intenzioni chiare e positive possa influenzare significativamente la nostra quotidianità e come queste intenzioni si radichino nel presente, diventa fondamentale comprendere il ruolo dell'ottimismo e del realismo nel creare una visione efficace. Questo equilibrio è cruciale per mantenere una mentalità che sia sia incoraggiante che pratica, un aspetto che ci prepara a gestire le aspettative e rimanere aperti ai risultati, tema del prossimo segmento.

Il ruolo dell'ottimismo nella creazione di una visione è inestimabile. L'ottimismo non è semplice speranza; è una prospettiva che ci incoraggia a vedere le possibilità positive in ogni situazione. Un atteggiamento ottimista ci permette di affrontare sfide e ostacoli con una mentalità che cerca soluzioni anziché focalizzarsi sui problemi. L'ottimismo non ignora le difficoltà, ma sceglie di concentrarsi sull'apprendimento e la crescita che possono emergere da queste. Ad esempio, un imprenditore ottimista potrebbe vedere un fallimento non come una sconfitta, ma come un'opportunità per apprendere e migliorare le strategie future.

L'ottimismo da solo non è sufficiente. Deve essere bilanciato dal realismo, che ci radica nella realtà delle nostre circostanze. Il realismo non è pessimismo; è un riconoscimento onesto di ciò che è fattibile e di ciò che no. Ci aiuta a stabilire obiettivi e intenzioni che siano raggiungibili e a pianificare in modo pragmatico per raggiungerli. Un realista sa che non tutti gli obiettivi sono immediatamente realizzabili e riconosce l'importanza di passi piccoli e misurati verso un obiettivo più grande.

L'equilibrio tra ottimismo e realismo è fondamentale nella creazione di una visione efficace. Senza ottimismo, potremmo non avere la spinta a sognare grande o a perseguire obiettivi che sembrano fuori dalla nostra portata. D'altra parte, senza realismo, rischiamo di impostare obiettivi irrealistici o di essere delusi quando le cose non vanno come previsto. Questo equilibrio ci permette di sognare con i piedi ben piantati a terra, creando una visione che sia ispiratrice ma anche raggiungibile.

Un approccio che combina ottimismo e realismo può anche influenzare positivamente la nostra resilienza. Quando affrontiamo fallimenti o contrattempi, un equilibrio di ottimismo e realismo ci aiuta a rimanere motivati e adattabili. Sappiamo che possiamo imparare dai nostri errori (ottimismo) e allo stesso tempo comprendere che certe situazioni richiedono un cambiamento di strategia o di aspettative (realismo).

Man mano che ci avviciniamo al prossimo punto, è fondamentale considerare come questo equilibrio influenzi la nostra capacità di gestire le aspettative e rimanere aperti ai risultati. Mentre una visione ottimistica e realistica ci guida verso i nostri obiettivi, è anche essenziale riconoscere che il cammino verso il raggiungimento di questi obiettivi può essere imprevedibile. Imparare a gestire le nostre aspettative e rimanere aperti a risultati diversi da quelli previsti è una parte cruciale del viaggio verso il successo e la soddisfazione personale.

Il processo di gestione delle aspettative e di rimanere aperti ai risultati è fondamentale nel percorso verso il raggiungimento dei propri obiettivi e desideri. Questo approccio non solo affronta la realtà di come le nostre visioni e piani possano incontrare imprevisti, ma ci prepara anche per il prossimo capitolo del nostro viaggio: l'esplorazione delle tecniche di visualizzazione.

Gestire le aspettative non significa limitare le proprie ambizioni o rinunciare ai sogni, bensì riconoscere e accettare che il cammino verso il successo può essere tortuoso e imprevedibile. Questa comprensione porta ad adottare un approccio più flessibile e resiliente. È l'accettazione che, nonostante la nostra capacità di influenzare i nostri percorsi attraverso pensieri e azioni positive, esistono fattori al di fuori del nostro controllo che possono influenzare i risultati. La chiave è trovare un equilibrio tra la determinazione a perseguire i propri obiettivi e la flessibilità necessaria per adattarsi alle circostanze mutevoli.

Restare aperti ai risultati è un'arte che richiede consapevolezza e adattabilità. Significa essere pronti ad accogliere opportunità inaspettate e ad imparare da esperienze che non vanno secondo i piani. A volte i risultati possono divergere significativamente da ciò che avevamo previsto, ma possono rivelarsi altrettanto o più soddisfacenti. Questa apertura è particolarmente importante in un mondo in rapido cambiamento, dove la rigidità può portare a delusioni e mancate opportunità.

L'abilità di gestire le aspettative e di rimanere aperti ai risultati è strettamente collegata alla pratica della visualizzazione, un tema centrale del prossimo capitolo. La visualizzazione è un potente strumento che ci permette di creare immagini mentali chiare e dettagliate dei nostri obiettivi e aspirazioni. Queste immagini servono come una mappa per il nostro subconscio, guidando i nostri pensieri e azioni verso la realizzazione di questi obiettivi. Tuttavia, per essere efficace, la visualizzazione deve essere accompagnata da un realismo sano e dalla consapevolezza che i percorsi verso i nostri obiettivi possono deviare o trasformarsi.

Nel prossimo capitolo, esploreremo i fondamenti e i principi di base della visualizzazione efficace, come creare una vision board per focalizzare gli obiettivi, e come la visualizzazione guidata può strutturare e arricchire questa pratica. Queste tecniche, combinate con la meditazione e la mindfulness, possono significativamente rafforzare la nostra capacità di visualizzazione. Ma è importante ricordare che la visualizzazione, pur essendo uno strumento potente, deve essere integrata con un approccio pratico e flessibile per il raggiungimento degli obiettivi.

La gestione delle aspettative e la rimanenza aperti ai risultati ci preparano a navigare con successo il percorso verso i nostri obiettivi, accogliendo sia le sorprese che le sfide lungo il cammino. Questo approccio ci permette di abbracciare pienamente le tecniche di visualizzazione, sfruttandole al meglio per costruire un futuro che rifletta i nostri desideri più profondi, pur rimanendo ancorati alla realtà del presente.

CAPITOLO 6:Tecniche di Visualizzazione

Nel capitolo precedente abbiamo approfondito come gestire le aspettative e rimanere aperti ai risultati, un approccio che ci prepara ora ad esplorare le tecniche di visualizzazione. Queste tecniche rappresentano un ponte tra il desiderio e la sua realizzazione, sfruttando la potenza della nostra immaginazione per creare immagini mentali che portano i nostri obiettivi più vicini alla realtà.

Iniziamo con l'importanza della chiarezza dell'obiettivo. Avere un fine ben definito è cruciale per indirizzare efficacemente il nostro subconscio. Stabilire obiettivi specifici, misurabili e raggiungibili crea un percorso chiaro e concreto per la nostra mente. Tuttavia la semplice definizione di un obiettivo non è sufficiente. È altrettanto fondamentale coinvolgere tutti i nostri sensi nella creazione di immagini mentali vivide e dettagliate. Visualizzare non solo il risultato finale ma anche i passi per raggiungerlo rendono l'esperienza più reale e tangibile.

Un aspetto fondamentale della visualizzazione è il ruolo delle emozioni positive. Quando immaginiamo i nostri obiettivi, l'emozione che accompagniamo a queste immagini - gioia, eccitazione, gratitudine - amplifica la loro efficacia. Questo collegamento emotivo con l'obiettivo rende la visualizzazione più potente e personale.

La visualizzazione richiede pratica regolare e la costanza in questa pratica rinforza le connessioni neurali nel nostro cervello, trasformando il percorso verso l'obiettivo in una seconda natura. Questa regolarità è essenziale per consolidare la visualizzazione come strumento di crescita personale.

È importante ricordare che la visualizzazione da sola non è una bacchetta magica. Deve essere accompagnata da azioni concrete che si allineano agli obiettivi visualizzati. Questa sinergia tra pensiero e azione accelera il cammino verso il raggiungimento degli obiettivi.

Un approccio equilibrato è fondamentale. Sebbene la visualizzazione sia un potente strumento motivazionale, dobbiamo rimanere ancorati alla realtà e pronti ad adattare i nostri obiettivi quando necessario. Questo equilibrio tra sogno e realtà è ciò che rende la visualizzazione un metodo efficace e sostenibile per il raggiungimento degli obiettivi.

Questi principi della visualizzazione efficace gettano le basi per il prossimo argomento del capitolo: la creazione di una vision board. Una vision board è un'espressione tangibile degli obiettivi visualizzati, che li rendono più concreti e accessibili. Proseguiremo con l'esplorazione di come una vision board possa servire da potente strumento di focalizzazione e motivazione, integrandola nella nostra pratica quotidiana per massimizzare l'effetto della visualizzazione.

Mentre ci avviciniamo a questo argomento, teniamo a mente che la visualizzazione non è solo un esercizio di fantasia, ma un ponte che collega i nostri sogni alla realtà, un ponte che diventa più solido e affidabile attraverso una pratica consapevole e mirata.

Dopo aver compreso i principi della visualizzazione efficace, rivolgiamo la nostra attenzione alla creazione di una "vision board", uno strumento che concretizza i nostri obiettivi e amplifica la focalizzazione su di essi. La vision board, o bacheca dei sogni, è una rappresentazione visiva degli obiettivi e desideri di una persona, un collage di immagini, parole, e talvolta oggetti, che insieme formano un potente promemoria dei nostri intenti e aspirazioni.

Il primo passo nella creazione di una vision board è la selezione delle immagini. Queste immagini dovrebbero evocare una forte risposta emotiva e riflettere specificamente gli obiettivi desiderati. Se l'obiettivo è viaggiare, per esempio, potrebbero essere incluse immagini di destinazioni specifiche. Se si mira al successo professionale, potrebbero essere ritagli di successo e riconoscimenti. La chiave è scegliere immagini che parlino direttamente al cuore e all'anima.

Oltre alle immagini, le parole hanno un ruolo cruciale. Citazioni ispiratrici, affermazioni positive o anche singole parole che riecheggiano con i nostri obiettivi possono servire da potenti rinforzi. Queste parole e frasi servono a ricordarci del 'perché' dietro i nostri obiettivi, mantenendo viva la motivazione anche nei momenti di dubbio o di sfida.

Posizionare la vision board in un luogo visibile è essenziale. Deve essere in un posto dove possiamo vederla quotidianamente, idealmente in momenti in cui siamo più ricettivi e riflessivi, come la mattina appena svegli o prima di coricarsi la sera. Questa esposizione costante funge da promemoria visivo continuo dei nostri obiettivi, mantenendo la nostra attenzione e intenzione su di essi.

Creare una vision board è anche un processo che richiede introspezione. Mentre selezioniamo immagini e parole, riflettiamo su ciò che veramente desideriamo e su ciò che ci spinge. Questo esercizio di autoesplorazione aiuta a chiarire i nostri veri desideri e a concentrare la nostra energia su obiettivi che sono autenticamente significativi per noi.

Un aspetto interessante della vision board è il suo impatto sulla focalizzazione. La ricerca suggerisce che la rappresentazione visiva dei nostri obiettivi aiuta a mantenere un alto livello di attenzione e determinazione. Quando vediamo costantemente un'immagine di ciò che desideriamo, il nostro cervello inizia a lavorare in modo tale da riconoscere e cogliere le opportunità che possono avvicinarci a questi obiettivi.

L'efficacia di una vision board, tuttavia, non risiede solo nella sua creazione, ma anche nella sua integrazione nella nostra routine quotidiana. È qui che entra in gioco la visualizzazione guidata. Nel prossimo segmento, esploreremo come strutturare una sessione di visualizzazione guidata, combinando la potenza della nostra vision board con tecniche di meditazione e immaginazione guidata per potenziare ulteriormente il nostro percorso verso la realizzazione degli obiettivi.

Una vision board è più di un semplice collage di immagini; è uno strumento di manifestazione e focalizzazione. Permette di visualizzare i nostri sogni in forma concreta, fungendo da ponte tra il mondo delle idee e quello della realtà. La sua potenza risiede nella sua capacità di tenere vivi i nostri obiettivi, stimolando la nostra immaginazione e motivazione ogni giorno. Proseguendo nel nostro viaggio, vedremo come la visualizzazione guidata può rendere questa esperienza ancora più profonda e significativa.

Procedendo oltre la creazione di una vision board, ci immergiamo ora nel processo di visualizzazione guidata, un potente strumento per arricchire la nostra esperienza di focalizzazione sugli obiettivi. La visualizzazione guidata è una pratica che coinvolge l'uso consapevole della nostra immaginazione per creare esperienze mentali vivide e dettagliate, quasi come se stessimo vivendo i nostri obiettivi nel presente.

Per strutturare efficacemente una sessione di visualizzazione guidata, è fondamentale preparare adeguatamente sia l'ambiente che la mente. Scegliere un luogo tranquillo, privo di distrazioni, dove ci si possa rilassare è il primo passo. Questo ambiente dovrebbe essere un rifugio, un luogo in cui possiamo distaccarci dalle preoccupazioni quotidiane e concentrarci interamente sui nostri obiettivi interni.

Prima di iniziare, è utile dedicare alcuni minuti alla respirazione profonda e consapevole, per calmare la mente e prepararla all'esercizio di visualizzazione. Concentrarsi sul respiro aiuta a ridurre lo stress e aumenta la chiarezza mentale, creando uno stato d'animo ideale per la visualizzazione.

Quando si inizia la sessione di visualizzazione, è importante avere un obiettivo chiaro in mente. Questo obiettivo può essere qualcosa di specifico tratto dalla vision board o un desiderio più generale. Una volta scelto l'obiettivo, si inizia a costruire mentalmente una scena dettagliata intorno ad esso. Se l'obiettivo è il successo professionale, per esempio, si potrebbe immaginare di stare presentando un progetto di successo o di ricevere un riconoscimento per il proprio lavoro.

L'elemento chiave qui è il dettaglio. Più la scena è vivida e dettagliata, più sarà efficace. Coinvolgere tutti i sensi nella visualizzazione potenzia l'esperienza. Sentire l'emozione di raggiungere un obiettivo, il suono degli applausi, l'odore dell'ambiente - questi dettagli rendono l'esperienza più reale e coinvolgente.

Durante la visualizzazione, è importante mantenere un atteggiamento di apertura e ricezione. Ci si deve immergere completamente nella scena, permettendo all'immaginazione di esplorare liberamente. L'obiettivo è quello di sentire come se l'obiettivo fosse già stato raggiunto, vivendo la gratitudine e la gioia che ne derivano.

Concludere la sessione gradualmente è altrettanto importante. Tornare lentamente alla consapevolezza del presente, mantenendo un senso di calma e centratura. Dopo la sessione, è utile annotare qualsiasi pensiero, sentimento o intuizione emersi, poiché possono fornire preziosi spunti per il nostro percorso.

La visualizzazione guidata non è solo un esercizio di fantasia; la ricerca ha mostrato che la pratica regolare può effettivamente influenzare il cervello in modo che riconosca e cogli le opportunità necessarie per realizzare i nostri obiettivi. Quando visualizziamo, stiamo allenando il nostro cervello a riconoscere ciò che vogliamo e a generare idee creative per raggiungerlo.

Nel passaggio successivo, esploreremo come l'uso di meditazione e mindfulness può ulteriormente rafforzare e approfondire la nostra pratica di visualizzazione. L'attenta attenzione e consapevolezza che derivano dalla meditazione possono aiutare a mantenere la mente focalizzata e aperta, elementi cruciali per una visualizzazione efficace.

La visualizzazione guidata è una pratica potente e trasformativa che permette di sperimentare in anticipo i nostri sogni e obiettivi, dando forma ai nostri desideri e orientando il nostro percorso verso la loro realizzazione. La chiave per il suo successo risiede nella costanza, nella chiarezza e nella nitidezza con cui riusciamo a immaginare i nostri obiettivi, creando così un potente ponte tra la nostra realtà attuale e quella desiderata.

Proseguendo nel nostro viaggio attraverso le tecniche di visualizzazione, ci focalizziamo ora sull'importanza della meditazione e della mindfulness come strumenti per potenziare la nostra capacità di visualizzare efficacemente. Queste pratiche, oltre a offrire benefici per la salute mentale e fisica, possono infatti giocare un ruolo cruciale nel rafforzare la chiarezza e la potenza delle nostre visualizzazioni.

La meditazione, nella sua essenza, è un esercizio di concentrazione e consapevolezza. Attraverso la meditazione, impariamo a calmare la mente, ridurre il rumore interno e raggiungere uno stato di quiete interiore. Questa tranquillità mentale è fondamentale per una visualizzazione efficace. Quando la mente è calma e centrata, la nostra capacità di immaginare e creare mentalmente scenari vividi diventa più potente. La meditazione ci aiuta a sviluppare un focus più acuto, permettendoci di mantenere l'immagine dell'obiettivo con maggiore chiarezza e per periodi di tempo più lunghi.

La mindfulness, d'altra parte, è l'arte di essere pienamente presenti nel momento, consapevoli dei nostri pensieri, emozioni e sensazioni senza giudizio. Integrando la mindfulness nella pratica della visualizzazione, possiamo imparare a osservare i nostri pensieri e le nostre reazioni emotive senza lasciarci sopraffare da essi. Questo ci permette di mantenere un approccio equilibrato e realistico verso i nostri obiettivi di visualizzazione, riconoscendo e accettando le sfide e le paure che possono emergere durante il processo.

L'abbinamento di meditazione e mindfulness con la visualizzazione porta diversi vantaggi. Innanzitutto, aiuta a ridurre l'ansia e lo stress, fattori che possono ostacolare la nostra capacità di concentrarci sugli obiettivi. Quando siamo meno stressati, la nostra mente diventa più ricettiva e aperta, permettendo alle immagini mentali di fluire più liberamente e vivacemente.

La meditazione e la mindfulness possono aiutarci a coltivare una maggiore empatia verso noi stessi e i nostri processi interiori. Ciò è cruciale nel percorso di visualizzazione, poiché spesso incontriamo blocchi mentali o resistenze che possono impedirci di visualizzare con efficacia. Con una maggiore consapevolezza e accettazione di questi ostacoli interni, possiamo lavorare per superarli in modo costruttivo.

Un altro aspetto fondamentale è l'integrazione della meditazione e della mindfulness nella routine quotidiana. Non è necessario dedicare ore a queste pratiche; anche pochi minuti al giorno possono fare una grande differenza. La chiave è la costanza. Una pratica regolare aiuta a sviluppare e mantenere i benefici nel tempo, creando una solida base per una visualizzazione più efficace.

La meditazione e la mindfulness, quando usate in congiunzione con la visualizzazione, possono aiutare a creare un legame più profondo tra la nostra mente e i nostri obiettivi. Riuscendo a percepire più intensamente e intimamente gli obiettivi durante la visualizzazione, possiamo rafforzare la nostra motivazione e il nostro impegno a raggiungerli.

Concludendo questo argomento, emerge chiaramente come la meditazione e la mindfulness non siano semplici esercizi di relax, ma strumenti potenti che possono amplificare la nostra capacità di visualizzare con successo. Preparandoci ora a esplorare come misurare il progresso e regolare le nostre tecniche di visualizzazione, teniamo a mente che la chiarezza mentale e l'equilibrio emotivo che guadagniamo attraverso queste pratiche sono fondamentali per avanzare efficacemente verso i nostri obiettivi.

Nel percorso di visualizzazione, un aspetto cruciale è la capacità di misurare il proprio progresso e adeguare le tecniche utilizzate. Questo processo non solo ci aiuta a rimanere focalizzati sugli obiettivi, ma ci consente anche di affinare i nostri metodi per ottenere risultati più efficaci. In questo contesto, esaminiamo come possiamo valutare i nostri avanzamenti e regolare le nostre pratiche di visualizzazione.

In primo luogo, la misurazione del progresso nella visualizzazione può essere meno tangibile rispetto ad altri ambiti, poiché coinvolge principalmente la nostra sfera mentale ed emotiva. Un metodo efficace per valutare i nostri avanzamenti è attraverso la riflessione personale e l'autovalutazione. Ciò può includere domande come: "Quanto chiaramente riesco a visualizzare i miei obiettivi?", "Sento un miglioramento nella mia capacità di mantenere il focus durante la visualizzazione?", o "Riesco a sentire un collegamento emotivo più forte con gli obiettivi che visualizzo?".

Un altro approccio importante è il monitoraggio dei cambiamenti nel nostro comportamento e nelle nostre emozioni quotidiane. Ad esempio, possiamo notare un aumento della nostra motivazione o un miglioramento nell'atteggiamento verso sfide e ostacoli. Questi cambiamenti, sebbene sottili, sono indicatori preziosi dell'efficacia delle nostre tecniche di visualizzazione.

La regolazione delle tecniche di visualizzazione è un passo successivo fondamentale. Se, ad esempio, ci rendiamo conto che la nostra concentrazione vacilla durante le sessioni di visualizzazione, potremmo decidere di integrare pratiche di meditazione per migliorare il focus. In alternativa se scopriamo che la nostra visualizzazione manca di dettaglio o vivacità, potremmo lavorare per aggiungere più elementi sensoriali e emotivi alle nostre immagini mentali.

Un elemento chiave nella misurazione del progresso è la pazienza. I benefici della visualizzazione non sono sempre immediatamente visibili e richiedono tempo per manifestarsi. È importante non scoraggiarsi se i risultati non sono immediati, ma piuttosto valutare i progressi su un arco di tempo più lungo.

L'utilizzo di diari o registri può essere estremamente utile in questo processo. Tenere traccia delle nostre sessioni di visualizzazione, delle emozioni provate, e dei pensieri emergenti durante queste pratiche, può fornirci un'importante documentazione del nostro percorso e dei progressi fatti. Questi strumenti ci permettono anche di identificare schemi e tendenze nel nostro approccio alla visualizzazione che potrebbero richiedere un'ulteriore riflessione o modifiche.

La misurazione e l'adeguamento delle tecniche di visualizzazione possono essere arricchiti dalla ricerca di feedback esterni. Che si tratti di consulenza da parte di un coach, di un gruppo di supporto o semplicemente di conversazioni con amici o familiari, avere una prospettiva esterna può offrire nuove intuizioni e consigli utili per migliorare la nostra pratica.

E' evidente che il monitoraggio e l'adeguamento delle tecniche di visualizzazione sono processi dinamici e personali, che richiedono introspezione e adattabilità. Questo ci porta naturalmente verso il prossimo capitolo del nostro libro, dove esploreremo come possiamo identificare e modificare le abitudini limitanti, un passo essenziale per creare una vita allineata con i nostri obiettivi e desideri più profondi. L'introspezione e l'adattabilità guadagnate attraverso la misurazione del progresso nella visualizzazione saranno fondamentali mentre ci addentriamo nel mondo delle abitudini, scoprendo come strutturarle in modo da supportare efficacemente la legge dell'attrazione e il raggiungimento dei nostri obiettivi.

CAPITOLO 7:Creazione di Abitudini di Successo

Il capitolo precedente ci ha guidato attraverso le tecniche di visualizzazione, mostrandoci come sviluppare e affinare questa potente pratica per focalizzare meglio i nostri obiettivi e aspirazioni. Abbiamo imparato a misurare il nostro progresso e a regolare le nostre tecniche per massimizzare l'efficacia della visualizzazione. Questo processo ci ha preparato a fare il prossimo passo cruciale: la creazione di abitudini di successo.

L'identificazione e la modifica delle abitudini limitanti è il primo passo fondamentale in questo processo. Le abitudini, sia positive che negative, sono radicate profondamente nei nostri comportamenti quotidiani e influenzano in modo significativo la nostra capacità di raggiungere i nostri obiettivi. Identificare queste abitudini, specialmente quelle che ci limitano, può essere un processo sfidante ma incredibilmente liberatorio.

Per iniziare è essenziale sviluppare un'acuta consapevolezza di sé. Questo implica osservare le nostre azioni quotidiane, le nostre reazioni a situazioni specifiche e i nostri schemi di pensiero. Questa auto-osservazione ci permette di riconoscere quali comportamenti o atteggiamenti ci ostacolano. Ad esempio, l'abitudine di procrastinare, pensieri negativi ricorrenti o la tendenza a sottovalutare le proprie capacità possono essere tutti esempi di abitudini limitanti.

Una volta identificate, il passo successivo è sviluppare strategie per modificarle. Questo richiede un approccio proattivo e spesso il supporto esterno, come la consulenza di un coach di vita o un terapista. Tecniche come la ristrutturazione cognitiva, che mira a cambiare schemi di pensiero negativi, o l'impostazione di piccoli obiettivi per superare la procrastinazione, possono essere utili in questo processo.

È Importante anche comprendere l'origine di queste abitudini. Spesso le abitudini limitanti si sviluppano come meccanismi di difesa o come risultato di esperienze passate. Approfondire la comprensione di queste radici può offrire intuizioni preziose per cambiare efficacemente le abitudini.

E' cruciale sostituire le vecchie abitudini con nuove, più positive e produttive. Questo non solo aiuta a eliminare i comportamenti limitanti, ma anche a instaurare un ciclo virtuoso di miglioramento continuo. Ad esempio, se un'abitudine limitante è l'eccessiva critica verso se stessi, una nuova abitudine potrebbe essere la pratica quotidiana della gratitudine o l'affermazione positiva di sé.

La trasformazione delle abitudini non avviene da un giorno all'altro. Richiede tempo, pazienza e costanza. È fondamentale celebrare i piccoli successi lungo il cammino, poiché ogni passo in avanti è un progresso verso il cambiamento desiderato.

Il processo di identificazione e modifica delle abitudini limitanti è un viaggio di autoscoperta e di crescita personale. Rappresenta la fondamenta su cui costruire una vita più allineata ai nostri desideri e obiettivi. Questa trasformazione ci conduce naturalmente al prossimo argomento: strutturare routine quotidiane che supportano la legge dell'attrazione. La capacità di stabilire e mantenere routine efficaci è la chiave per applicare in modo coerente i principi della legge dell'attrazione nella nostra vita quotidiana, spostando l'enfasi dalla teoria alla pratica attiva e quotidiana.

Dopo aver identificato e modificato le abitudini limitanti, il prossimo passo cruciale nel nostro percorso di crescita personale e realizzazione degli obiettivi è strutturare routine quotidiane che supportino la legge dell'attrazione. Queste routine agiscono come pilastri giornalieri che non solo rafforzano le nostre intenzioni, ma aiutano anche a mantenere un focus chiaro e costante verso ciò che desideriamo attrarre nella nostra vita.

La creazione di una routine quotidiana efficace inizia con la comprensione che ogni azione, non importa quanto piccola, può avere un impatto significativo sul raggiungimento dei nostri obiettivi. Una routine ben strutturata dovrebbe riflettere i nostri valori più profondi e allinearsi con le nostre aspirazioni più grandi. Questo significa dedicare tempo ogni giorno alle attività che ci avvicinano ai nostri obiettivi, sia che si tratti di sviluppo personale, professionale o spirituale.

Un aspetto chiave di queste routine è l'integrazione di pratiche di pensiero positivo e visualizzazione. Ad esempio, iniziare la giornata con un momento di meditazione o visualizzazione può impostare un tono positivo e intenzionale per il resto della giornata. Questi momenti di riflessione interna ci aiutano a centrare i nostri pensieri e ad allinearci con le nostre intenzioni più profonde.

Allo stesso modo è importante includere nella nostra routine quotidiana momenti di gratitudine. La gratitudine ci aiuta a concentrarci su ciò che abbiamo già, creando un ambiente mentale e emotivo che è più ricettivo a ricevere ulteriori benedizioni e successi. Questo potrebbe essere fatto attraverso la tenuta di un diario di gratitudine o semplicemente prendendosi un momento ogni giorno per riflettere su ciò per cui siamo grati.

Un altro aspetto fondamentale è l'impegno nel miglioramento continuo. Questo potrebbe includere la lettura di libri che ispirano, l'apprendimento di nuove abilità o anche l'ascolto di podcast motivazionali. Tali attività alimentano la mente con pensieri positivi e idee costruttive, tenendo lontane le influenze negative e mantenendo alta la motivazione.

Oltre a queste pratiche mentali e spirituali, è altrettanto importante curare il corpo fisico. L'esercizio regolare, una dieta sana e un sonno adeguato sono tutti aspetti cruciali che sostengono non solo la nostra salute fisica ma anche la nostra chiarezza mentale e la nostra energia emotiva. Queste pratiche ci aiutano a rimanere in equilibrio e a funzionare al nostro meglio.

E' essenziale creare uno spazio nella nostra routine per la riflessione e la valutazione. Ciò può comportare la revisione degli obiettivi a breve e lungo termine, valutando ciò che funziona e ciò che necessita di adattamento. Questa pratica di autovalutazione è fondamentale per garantire che rimaniamo sulla strada giusta e fedeli ai nostri obiettivi.

Queste routine quotidiane, quando eseguite con coerenza e disciplina, diventano più che semplici attività: diventano riti che plasmano la nostra realtà. La coerenza e la disciplina nell'applicazione quotidiana della legge dell'attrazione, che esploreremo nel prossimo segmento, non sono solo strumenti per il raggiungimento degli obiettivi, ma diventano parte integrante del nostro viaggio di crescita e trasformazione personale. Attraverso l'adozione di queste abitudini, siamo in grado di influenzare attivamente la nostra realtà, portandoci passo dopo passo verso la realizzazione dei nostri sogni e aspirazioni.

Nel percorso verso il successo e la realizzazione personale, l'importanza della coerenza e della disciplina nell'applicazione quotidiana della legge dell'attrazione è inestimabile. Mentre la creazione di routine quotidiane fornisce una struttura e un senso di direzione, è la coerenza e la disciplina nel mantenere queste routine che determinano realmente il nostro progresso e la nostra crescita.

La coerenza è il fondamento su cui poggiano le abitudini di successo. Quando siamo coerenti nelle nostre pratiche quotidiane, stabilizziamo e rinforziamo i percorsi neurali che supportano i nostri comportamenti e pensieri positivi. Questo comporta una trasformazione profonda che va oltre la semplice ripetizione di attività benefiche; si tratta di interiorizzare un nuovo modo di essere, che allinea le nostre azioni quotidiane con i nostri obiettivi più elevati.

La disciplina, d'altra parte, è il vero motore che alimenta la nostra coerenza. Mentre la motivazione può fluttuare, la disciplina ci spinge a perseguire le nostre routine anche quando la motivazione scarseggia. Essa è la qualità che ci permette di superare la procrastinazione, le distrazioni e la tendenza a deviare dai nostri piani. Con disciplina, ci atteniamo ai nostri impegni e manteniamo il corso anche di fronte alle sfide e agli ostacoli.

Un aspetto cruciale della disciplina è l'autocontrollo. Questo non significa reprimere le emozioni o sopprimere i desideri, ma piuttosto coltivare la capacità di prendere decisioni consapevoli che servano i nostri obiettivi a lungo termine. Significa essere in grado di dire "no" alle tentazioni immediate in favore di benefici più grandi e duraturi. La disciplina richiede anche un certo grado di sacrificio personale, ma questi sacrifici sono investimenti nel nostro futuro sé.

Per sviluppare e mantenere sia la coerenza che la disciplina, è fondamentale impostare obiettivi chiari e realistici. Gli obiettivi devono essere sia stimolanti che raggiungibili, in modo da fornire una sfida motivante senza causare scoraggiamento. E' essenziale celebrare i piccoli successi lungo il cammino. Questi traguardi raggiunti fungono da rinforzo positivo e motivano a continuare nel percorso intrapreso.

Un altro elemento chiave è la flessibilità. Mentre la coerenza e la disciplina richiedono un certo grado di rigidità, essere troppo inflessibili può portare a frustrazione e al burnout. La capacità di adattarsi ai cambiamenti, modificare i piani quando necessario e perdonarsi per eventuali scivolate è vitale per mantenere un impegno a lungo termine.

E' importante circondarsi di un ambiente e di persone che supportino i nostri obiettivi. Essere parte di una comunità che condivide valori e aspirazioni simili può fornire un ulteriore livello di supporto e responsabilità. Può essere utile creare un ambiente fisico che favorisca la concentrazione e riduca le distrazioni.

La coerenza e la disciplina sono aspetti fondamentali nella realizzazione dei nostri sogni e obiettivi. Sono le qualità che ci permettono di trasformare le nostre aspirazioni in realtà tangibile. Di seguito esploreremo tecniche specifiche per rinforzare le abitudini positive tramite l'ancoraggio, un metodo che ci aiuta a cementare ulteriormente queste abitudini vitali per il nostro successo. Queste tecniche saranno strumentali nel consolidare le abitudini che abbiamo sviluppato, assicurando che le pratiche che portano al successo diventino una parte intrinseca della nostra vita quotidiana.

Nel viaggio verso il raggiungimento di una vita più ricca e soddisfacente, il rinforzo delle abitudini positive tramite tecniche di ancoraggio si rivela un potente alleato. Queste tecniche, radicate nella psicologia e nella pratica della mindfulness, ci aiutano a cementare comportamenti e pensieri benefici nella nostra vita quotidiana, rendendoli più accessibili e naturali.

L'ancoraggio è un processo psicologico che collega un comportamento automatico a un trigger specifico, che può essere un'azione, un pensiero o anche un oggetto. Questo processo permette di attivare automaticamente comportamenti positivi in risposta a determinati stimoli, rendendo più facile mantenere le abitudini che ci avvicinano ai nostri obiettivi.

Una tecnica efficace di ancoraggio inizia con la scelta di un'abitudine positiva che si desidera rinforzare. Questo potrebbe essere qualcosa come meditare ogni giorno, fare esercizio fisico regolare, o praticare la gratitudine. Successivamente, si sceglie un trigger o un "ancora" che sarà collegato a questa abitudine. L'ancora deve essere qualcosa di specifico e costantemente presente, come un particolare momento della giornata, un oggetto visibile, o anche un gesto fisico.

Una volta identificato l'ancora, si pratica l'abitudine desiderata immediatamente dopo aver riscontrato il trigger. Ad esempio, se si sceglie di usare il primo caffè del mattino come ancora, si potrebbe decidere di dedicare quei momenti successivi alla meditazione. Con la ripetizione, il cervello inizia a collegare il trigger con l'azione desiderata, rendendo più automatico il comportamento nel tempo.

Un altro aspetto fondamentale del rinforzo tramite l'ancoraggio è la visualizzazione. Visualizzare se stessi mentre si esegue l'abitudine positiva in risposta all'ancora può aumentare notevolmente l'efficacia di questo metodo. Questa pratica aiuta a creare un collegamento mentale più forte tra l'ancora e l'azione, consolidando ulteriormente l'abitudine.

È importante anche riconoscere i successi e ogni volta che si risponde all'ancora con l'abitudine desiderata, si dovrebbe fare una pausa per riconoscere questo successo, anche se piccolo. Questo può essere un semplice momento di riconoscimento interno o un piccolo atto molto simile ad una "pacca sulle spalle".

Più frequentemente si risponde all'ancora con l'abitudine desiderata, più forte diventa il collegamento. In questo modo, con il tempo, l'abitudine diventa una parte quasi automatica della routine quotidiana.

La creazione di nuove abitudini e la modifica di quelle esistenti richiede tempo e impegno, e può essere normale incontrare resistenza o incorrere in dimenticanze iniziali.

L'uso delle tecniche di ancoraggio per rinforzare le abitudini positive è un metodo efficace e potente per favorire la crescita personale e il raggiungimento degli obiettivi. Il successo di questo approccio dipende dalla scelta di ancore appropriate, dalla costanza nella pratica e dalla celebrazione dei progressi. Nel prossimo segmento, esploreremo come l'utilizzo di diari e sistemi di tracking, possano servire a mantenere queste abitudini di successo, fornendo un ulteriore strumento per monitorare i progressi e assicurare la continuità nel percorso di crescita personale e professionale.

Nel percorso verso il successo personale e professionale, l'utilizzo di diari e sistemi di tracking per mantenere le abitudini di successo rappresenta un passo cruciale. Questi strumenti non solo aiutano a conservare la traccia dei progressi ma fungono anche da potentissimo incentivo per rimanere fedeli ai propri obiettivi e agli impegni presi con se stessi.

I diari ed i sistemi di tracking, offrono un modo tangibile per monitorare le abitudini e i comportamenti quotidiani. La pratica regolare di annotare le proprie attività, i pensieri, e le riflessioni offre una visione chiara di come le abitudini si sviluppino nel tempo, permettendo di identificare schemi e tendenze. Questo processo consente di fare modifiche consapevoli nelle abitudini, se necessario, e di rafforzare quelle che già funzionano bene.

L'atto di scrivere, sia esso su carta o digitalmente, implica un momento di riflessione e autoanalisi che è fondamentale per la crescita personale. Questa attività non solo serve a registrare ciò che è stato fatto, ma offre anche un'opportunità per ponderare su come certe azioni o pensieri influenzino i propri progressi. Attraverso la scrittura, si possono anche esplorare le emozioni e i pensieri che accompagnano le abitudini, offrendo una maggiore comprensione delle motivazioni e dei possibili ostacoli che si possono incontrare.

I diari e il tracking ti mettono di fronte ad una forma di responsabilità personale. Avere un registro dettagliato delle proprie azioni e dei progressi fatti motiva a mantenere il corso e a non deviare dagli obiettivi. Questo senso di responsabilità è un potente motore per il cambiamento e il miglioramento continui.

Altro aspetto chiave è la capacità di questi strumenti di evidenziare i successi, piccoli o grandi che siano. Ogni aspetto positivo registrato funge da promemoria di ciò che si è capaci di realizzare e di quanto si è progrediti.

D'altro canto i diari e il tracking possono anche aiutare a identificare e a riflettere sui fallimenti o sui feedback negativi. Queste riflessioni non sono da vedere come critiche, ma come opportunità per apprendere e crescere. Ogni errore, registrato e analizzato, diventa un insegnamento prezioso per il futuro.

L'utilizzo di questi sistemi è una pratica fondamentale nella costruzione e nel mantenimento di abitudini di successo. Questi strumenti non solo facilitano il monitoraggio e l'autoanalisi, ma promuovono anche una maggiore consapevolezza di sé e una responsabilità personale. Questi aspetti, uniti alla celebrazione dei successi e alla riflessione costruttiva sui fallimenti, preparano il terreno per il prossimo capitolo del nostro viaggio: superare gli ostacoli. Nel capitolo successivo, esploreremo infatti come riconoscere e gestire le resistenze interne, che rappresentano spesso il primo ostacolo nel cammino verso il successo e la realizzazione.

CAPITOLO 8:Superare gli Ostacoli

Nel percorso verso il raggiungimento di abitudini di successo, delineato nel capitolo precedente, abbiamo esplorato l'importanza dell'identificazione e modifica delle abitudini limitanti, la strutturazione di routine quotidiane che supportano la legge dell'attrazione, la coerenza e disciplina nell'applicazione di queste pratiche, l'uso di tecniche di ancoraggio per rinforzare le abitudini positive e l'impiego di diari e tracking per monitorare il progresso. Queste tecniche hanno gettato le fondamenta per un cambiamento profondo e duraturo.

Ora ci focalizziamo su come superare gli ostacoli che possono emergere lungo questo viaggio di crescita personale e professionale.

Il riconoscimento e la gestione delle resistenze interne sono il primo ostacolo significativo da affrontare. Le resistenze interne si manifestano in vari modi, tra cui la paura del cambiamento, la mancanza di autostima, la procrastinazione, e il dialogo interno negativo. Queste resistenze, spesso radicate nel profondo, possono ostacolare il nostro percorso verso il successo, impedendoci di raggiungere i nostri obiettivi.

Il primo passo per gestire efficacemente queste resistenze è il loro riconoscimento. Bisogna diventare consapevoli delle proprie paure, dubbi e preoccupazioni. Questo processo richiede onestà e autocoscienza, ed è spesso il più difficile. È essenziale prendersi il tempo per riflettere sui propri pensieri e comportamenti, per poter identificare le fonti delle resistenze interne.

Una volta riconosciute queste resistenze possono essere gestite attraverso varie tecniche. Una di queste è il dialogo interno positivo. Spesso le resistenze nascono infatti da un dialogo interno negativo. Invertendo questo dialogo e parlando a se stessi in modo costruttivo e positivo, si possono ridurre queste resistenze. Anche la visualizzazione può essere un potente strumento in questo processo, immaginando se stessi che superano le resistenze e raggiungono i propri obiettivi.

Un altro approccio molto importante è l'accettazione. Accettare che le resistenze interne sono parte del processo e non indicano un fallimento, può essere liberatorio. Questo approccio aiuta a vedere queste resistenze come opportunità di crescita, piuttosto che come ostacoli insormontabili.

È Inoltre utile cercare un supporto esterno; a volte parlare con un amico fidato, un coach, o un terapeuta può aiutare a vedere le proprie resistenze da una prospettiva diversa e a trovare nuovi modi per gestirle. Questo supporto può offrire nuovi strumenti e strategie per affrontare efficacemente queste sfide.

La gestione delle resistenze interne è un processo essenziale per affrontare queste sfide ed è fondamentale per il successo personale e professionale. Una volta che queste resistenze sono state affrontate, è possibile passare alla fase successiva del nostro viaggio: affrontare il dubbio e l'insicurezza, argomento che verrà esplorato qui di seguito.

Ci spostiamo ora a confrontare un altro ostacolo comune nel percorso di crescita personale e professionale: il dubbio e l'insicurezza. Questi sentimenti sono naturali e spesso sorgono quando ci avviciniamo al raggiungimento dei nostri obiettivi. Se questi elementi non sono gestiti correttamente, possono diventare barriere significative che impediscono il nostro progresso.

Il dubbio e l'insicurezza, sebbene siano sfide difficili, non sono insormontabili. La chiave per superarli risiede nel sviluppare strategie mirate che ci consentano di affrontarli in modo costruttivo. Questo processo inizia con il riconoscimento dei propri sentimenti di dubbio e insicurezza. Spesso questi sentimenti sono radicati in esperienze passate, paure dell'ignoto, o aspettative irrealistiche su di noi stessi e sulle nostre capacità. Il primo passo, quindi, è identificare le fonti di questi sentimenti e accettarli come parte della nostra esperienza umana.

Una volta riconosciuti, possiamo iniziare a sfidare il dubbio e l'insicurezza attraverso il dialogo interno positivo. Questo implica la sostituzione di pensieri negativi con affermazioni positive e realistiche. Ad esempio se ci troviamo a dubitare delle nostre capacità in un progetto, possiamo ricordare a noi stessi i successi passati e le competenze che abbiamo sviluppato nel tempo. Questo tipo di auto-affermazione rafforza la nostra fiducia e riduce l'impatto dei sentimenti negativi.

Un'altra strategia efficace è impostare obiettivi realistici e raggiungibili. Spesso infatti il dubbio e l'insicurezza sorgono quando ci poniamo obiettivi troppo ambiziosi o fuori da quella che riteniamo essere alla nostra portata attuale. Ridimensionando questi obiettivi in tappe più piccole e gestibili, possiamo aumentare la nostra fiducia man mano che raggiungiamo questi piccoli traguardi. Questo approccio ci aiuta a costruire una fondazione solida di fiducia in noi stessi e nelle nostre capacità.

Concentrandoci sugli aspetti positivi della nostra vita e apprezzando ciò che abbiamo già raggiunto, possiamo spostare il nostro focus dai pensieri negativi a quelli positivi. Questo cambiamento di prospettiva può avere un impatto profondo sul nostro benessere emotivo e sulla nostra autopercezione.

Un altro elemento cruciale nella lotta contro il dubbio e l'insicurezza è cercare il supporto degli altri. Condividere le proprie preoccupazioni con amici fidati, colleghi, o mentori può offrire nuove prospettive e soluzioni. Possiamo scoprire in questo modo che non siamo soli nei nostri dubbi e che gli altri,molto probabilmente, hanno affrontato sfide simili e possono offrire consigli preziosi.

Il continuo sviluppo personale e professionale può anche aiutare a mitigare il dubbio e l'insicurezza. Investendo tempo e risorse nell'apprendimento di nuove competenze e nella crescita personale, possiamo sentirci più preparati e capaci di affrontare le sfide che incontriamo.

Il dubbio e l'insicurezza sono sentimenti naturali che possono sorgere nel nostro viaggio verso il successo. Con strategie mirate e un approccio proattivo, possiamo superare questi ostacoli e proseguire con fiducia verso i nostri obiettivi.

Dopo aver esaminato come affrontare il dubbio e l'insicurezza, ci spostiamo ora su un altro aspetto fondamentale nel superamento degli ostacoli: le tecniche di rilascio emotivo per superare i blocchi. Questo tema è cruciale perché, spesso, sono le emozioni represse o mal gestite che creano barriere significative nel nostro percorso di crescita personale e professionale. Affrontare queste emozioni è quindi un passo essenziale per liberarci dai blocchi interiori e avanzare con maggiore chiarezza e scopo.

Il rilascio emotivo non è un processo facile o immediato. Richiede un'attenta introspezione e la volontà di affrontare sentimenti che possono essere scomodi o dolorosi. E' anche un processo liberatorio che può portare a una maggiore comprensione di sé e a una trasformazione personale profonda. Uno dei primi passi in questo processo è l'accettazione. Prima di poter rilasciare qualsiasi emozione, dobbiamo riconoscerla e accettarla senza giudizio. Questo può richiedere di affrontare sentimenti di rabbia, tristezza, paura o qualsiasi altra emozione che abbiamo tenuto nascosta.

Una volta che abbiamo riconosciuto e accettato queste emozioni, possiamo iniziare a lavorare sul loro rilascio. Ci sono diverse tecniche che possono aiutarci in questo processo. Una di queste è la meditazione, che può essere particolarmente efficace nel gestire le emozioni intense. Attraverso la meditazione, possiamo imparare a osservare le nostre emozioni senza esserne sopraffatti, creando uno spazio per loro per essere processate e rilasciate in modo sano.

Un'altra tecnica potente è la scrittura espressiva. Scrivere su ciò che proviamo può aiutarci a chiarire le nostre emozioni e a esprimerle in un modo che non è sempre possibile con la parola parlata. Questo tipo di scrittura non è per essere condiviso o giudicato, ma è un modo per noi di essere onesti con noi stessi e di iniziare a lavorare attraverso sentimenti complessi.

La terapia del dialogo o il counseling sono altre opzioni valide, specialmente quando le emozioni sono profondamente radicate o complicate. Un professionista può offrire supporto, strumenti e prospettive che potrebbero essere difficili da raggiungere da soli.

Una volta che iniziamo a liberarci dai blocchi emotivi, possiamo trovare nuova energia e chiarezza nel nostro percorso. Questo rilascio emotivo ci permette di affrontare le sfide con una prospettiva rinnovata e può spesso portare a breakthrough personali e professionali.

È importante notare che il rilascio emotivo non è un evento singolo, ma un processo continuo. Come esseri umani, continueremo a sperimentare una vasta gamma di emozioni, e imparare a gestirle e rilasciarle in modo sano è una competenza che ci servirà per tutta la vita.

Nelle prossime pagine esploreremo l'importanza della resilienza e come svilupparla. La resilienza è fondamentale nel percorso di superamento degli ostacoli, poiché ci permette di recuperare dalle avversità e di continuare a perseguire i nostri obiettivi nonostante le sfide che incontriamo. Questo concetto si lega strettamente al rilascio emotivo, poiché una gestione efficace delle nostre emozioni è spesso la chiave per costruire una resilienza duratura.

Nel cammino verso il superamento degli ostacoli, una qualità emerge come fondamentale: la resilienza. Si tratta di quella capacità di affrontare le avversità, di adattarsi ai cambiamenti e di emergere rafforzati dalle sfide. Dopo aver esplorato il riconoscimento delle resistenze interne, affrontato dubbi e insicurezze, e appreso tecniche di rilascio emotivo per superare i blocchi, ora ci focalizziamo sull'importanza della resilienza e su come svilupparla, un tema cruciale che ci prepara a utilizzare fallimenti e feedback negativi come trampolini di lancio, come vedremo nel prossimo segmento.

La resilienza non è un dono innato, ma una competenza che può essere sviluppata e rafforzata nel tempo. Essa implica la capacità di rimanere flessibili di fronte ai cambiamenti, di mantenere una prospettiva ottimista nonostante le avversità, e di trovare modi creativi per superare le difficoltà. Questo processo inizia con l'accettazione: riconoscere che gli ostacoli e le sfide sono parte integrante della vita e che non possiamo sempre controllarli, ma possiamo controllare come reagiamo ad essi.

Un passo fondamentale nello sviluppo della resilienza è il coltivare una mentalità di crescita. Questo significa vedere le sfide come opportunità per imparare e migliorare, piuttosto che come barriere insuperabili. È importante anche praticare l'autocompassione, permettendoci di commettere errori e di imparare da essi senza autocritica eccessiva. La gentilezza verso se stessi è un potente alleato nella costruzione della resilienza.

La costruzione di reti di supporto è un altro aspetto fondamentale. Circondarsi di persone che ci incoraggiano e ci sostengono può fare una grande differenza nei momenti difficili. Questo supporto può venire da amici, familiari, colleghi o persino gruppi di supporto e comunità online. Avere qualcuno con cui condividere le proprie sfide può aiutarci a sentirci meno soli e più capaci di affrontare le difficoltà.

Un elemento chiave nella costruzione della resilienza è anche l'impegno in pratiche di benessere personale. Questo può includere attività come meditazione, esercizio fisico, hobby creativi o qualsiasi cosa che aiuti a ridurre lo stress e a mantenere un equilibrio emotivo. Prendersi cura di se stessi non è un atto di egoismo, ma un modo per assicurarsi di avere le risorse emotive e fisiche necessarie per affrontare le sfide.

Guardando avanti, la capacità di utilizzare i fallimenti e i feedback negativi come trampolini di lancio è un'estensione naturale della resilienza. Di seguito esploreremo come trasformare le esperienze negative in opportunità di crescita e successo, integrando le lezioni apprese attraverso lo sviluppo della resilienza. Questo approccio ci permette di affrontare il futuro con fiducia, consapevoli che ogni ostacolo può diventare un gradino verso il raggiungimento dei nostri obiettivi più ambiziosi.

Superare gli ostacoli non significa solo affrontare e superare le difficoltà, ma anche sfruttare i fallimenti ei feedback negativi come trampolini di lancio verso il successo. Questa prospettiva, che chiudiamo in questo capitolo, diventa un potente strumento per la crescita personale e professionale. Si tratta di un processo che richiede di riconsiderare la nostra relazione con il fallimento, imparando a vederlo non come un punto finale, ma come un passaggio necessario nel viaggio verso il raggiungimento dei nostri sogni e obiettivi, tema che verrà ulteriormente esplorato nel prossimo capitolo.

Iniziamo comprendendo che ogni fallimento porta con sé preziose lezioni. Quando qualcosa non va come previsto, ci viene data l'opportunità di analizzare cosa non ha funzionato e perché. Questa analisi può fornire intuizioni cruciali su come possiamo migliorare le nostre strategie o le nostre abilità. Ad esempio, un imprenditore che fallisce in un progetto imprenditoriale può imparare lezioni importanti sulla gestione finanziaria, sul marketing o sulla leadership, che saranno utili in progetti futuri.

Un aspetto fondamentale nell'uso dei propri fallimenti come trampolini di lancio è la capacità di mantenere una mentalità positiva. Piuttosto che lasciarsi sopraffare dalla delusione o dalla frustrazione, è essenziale accettare la situazione e cercare attivamente di trarne vantaggio. Questo implica anche una resilienza emotiva, che abbiamo sviluppato nel precedente punto di questo capitolo, permettendoci di affrontare e superare le avversità senza perdere la nostra determinazione.

E' importante non ignorare o sminuire i feedback negativi, ma vederli come una fonte di informazioni preziose. Il feedback, sia esso da clienti, colleghi, mentori o persino da persone critiche, può offrire una prospettiva esterna che ci aiuta a identificare aree di miglioramento. L'arte sta nell'ascoltare con una mente aperta, distinguendo le critiche costruttive da quelle non produttive.

Una strategia efficace per trasformare i fallimenti in opportunità è impostare una revisione regolare dei propri obiettivi e risultati. Questo processo di riflessione consente di valutare ciò che è stato raggiunto, di riconoscere i progressi compiuti e di identificare aree di miglioramento. Questo tipo di autoanalisi costruttiva è un gradino essenziale verso la realizzazione dei propri sogni, come esploreremo nel prossimo capitolo.

L'utilizzo dei fallimenti e dei feedback negativi come trampolini di lancio richiede un cambiamento di mentalità, una forte resilienza emotiva e la volontà di apprendere e adattarsi. Questo approccio non solo aiuta a superare gli ostacoli, ma prepara il terreno per il successo futuro. Mentre ci avviciniamo all'esplorazione della definizione di obiettivi e la realizzazione dei sogni, possiamo riflettere su come i fallimenti ei feedback negativi incontrati finora possono essere trasformati in potenti strumenti per la definizione di una visione chiara e dettagliata dei nostri sogni, segnando l'inizio di un nuovo capitolo nel nostro viaggio di crescita personale e professionale.

PARTE TERZA

Trasformazione Personale e Successo

CAPITOLO 9:Definizione di Obiettivi e Realizzazione dei Sogni

Nel capitolo precedente abbiamo esplorato come superare gli ostacoli e trasformare fallimenti e feedback negativi in trampolini di lancio per il successo. Questo approccio resiliente ci ha preparato per il presente capitolo dove ci concentriamo sulla definizione di obiettivi e realizzazione dei sogni. Iniziare con una visione chiara e dettagliata dei propri sogni è il fondamento su cui costruire il cammino verso il successo.

Creare una visione chiara e dettagliata dei propri sogni non è un esercizio di pura fantasia, ma un processo attivo che dia forma e direzione alle nostre aspirazioni. Questa visione agisce come una bussola, guidandoci attraverso le scelte e le azioni quotidiane e mantenendoci allineati con i nostri obiettivi a lungo termine. Per sviluppare una tale visione, è cruciale dedicare tempo alla riflessione e all'autoanalisi, un tema che abbiamo approfondito nei capitoli precedenti riguardanti l'autoconsapevolezza e l'autocoscienza.

Il primo passo per creare una visione chiara è definire ciò che si desidera veramente raggiungere nella vita. Questo può variare enormemente da persona a persona, che si tratti di aspirazioni professionali, obiettivi personali, o una combinazione di entrambi. È importante essere specifici nel dettagliare questi sogni, perché la chiarezza è il motore che spinge verso l'azione. Ad esempio anziché dire semplicemente "Voglio avere successo nella mia carriera", si dovrebbe delineare cosa significa specificamente quel successo: una posizione desiderata, un certo livello di reddito o l'impatto che si vuole avere nel proprio campo.

Una volta definiti i sogni, il passo successivo è visualizzarli nel modo più dettagliato possibile. Questo implica immaginarsi non solo aver raggiunto l'obiettivo, ma anche i passaggi necessari per arrivarci. Questa pratica di visualizzazione, discussa nel capitolo precedente, aiuta a cementare la visione nella mente, rendendola più tangibile e realistica.

Essenziale per la creazione di una visione dettagliata è l'identificazione degli ostacoli che potrebbero sorgere lungo il percorso e la pianificazione su come affrontarli. Questo non solo prepara a gestire le sfide, ma rafforza anche la determinazione e la resilienza. Come discusso nei capitoli precedenti, l'anticipazione e la gestione delle resistenze interne sono fondamentali per mantenere il corso verso i propri obiettivi.

Una volta che la visione è chiaramente definita e visualizzata, è importante tradurla in obiettivi concreti. Questi obiettivi, che verranno esplorati nel prossimo punto, devono essere specifici, misurabili, raggiungibili, rilevanti e definiti temporalmente (SMART). La trasformazione di una visione in obiettivi SMART è un processo che garantisce non solo che i sogni siano realistici, ma anche che siano accompagnati da un piano d'azione chiaro.

Creare una visione chiara e dettagliata dei propri sogni è il primo e fondamentale passo nel processo di definizione di obiettivi e realizzazione dei sogni. Questa visione, ben radicata nella realtà e supportata da una solida comprensione di sé, serve come guida e ispirazione nel nostro viaggio verso il successo. Con questa visione in mente, possiamo ora passare alla prossima fase: stabilire obiettivi SMART per una pianificazione efficace, che sarà il focus del prossimo segmento del nostro percorso.

Dopo aver delineato una visione chiara e dettagliata dei nostri sogni, il prossimo passo nel percorso verso la realizzazione di questi sogni è stabilire obiettivi SMART. Questo approccio alla definizione degli obiettivi non solo assicura che siano chiari e raggiungibili, ma fornisce anche un quadro per misurare il progresso e rimanere in traccia.

Gli obiettivi SMART sono Specifici, Misurabili, Raggiungibili (la lettera A dell'acronimo rappresenta il termine inglese "achievable", raggiungibile), Rilevanti e Temporalmente definiti. Questa metodologia trasforma aspirazioni vaghe e indefinite in piani d'azione concreti, guidandoci verso la realizzazione effettiva dei nostri sogni.

La specificità è il primo criterio degli obiettivi SMART. Un obiettivo specifico ha maggiori probabilità di essere realizzato rispetto a uno generico, perché definisce chiaramente cosa deve essere fatto. Ad esempio, anziché avere l'obiettivo generico di "migliorare la salute fisica", un obiettivo specifico potrebbe essere "correre per 30 minuti tre volte a settimana". Questa specificità fornisce una direzione chiara su cosa fare per raggiungere l'obiettivo.

La misurabilità è il secondo aspetto cruciale. Un obiettivo misurabile permette di monitorare i progressi e rimanere motivati. Misurare i progressi aiuta a vedere quanto ci si avvicina al raggiungimento dell'obiettivo e quando è necessario ricalibrare gli sforzi. Continuando l'esempio precedente, la misurabilità potrebbe implicare il monitoraggio delle corse completate ogni settimana.

Il terzo criterio è la raggiungibilità. Gli obiettivi devono essere realistici e raggiungibili entro le risorse e i limiti temporali disponibili. Un obiettivo irrealistico può portare a frustrazione e scoraggiamento. Tuttavia è importante che l'obiettivo rappresenti anche una sfida, per stimolare la crescita e l'espansione personale.

La rilevanza assicura che gli obiettivi siano in linea con i valori personali e la visione generale della vita. Un obiettivo rilevante è significativo e importante per l'individuo, il che aumenta l'impegno e la determinazione nel perseguirlo.

Ogni obiettivo dovrebbe avere un termine temporale definito. Questo fornisce un senso di urgenza e aiuta a concentrare gli sforzi. La scadenza dovrebbe essere realistica ma anche abbastanza vicina da mantenere la pressione e la motivazione.

Una volta che gli obiettivi SMART sono stati stabiliti, diventa fondamentale monitorare costantemente i progressi e rimanere aperti ad adattamenti, un argomento che verrà approfondito nelle prossime pagine. Il riconoscimento delle piccole vittorie lungo il percorso è cruciale per mantenere l'entusiasmo e la motivazione. Ogni piccolo passo verso l'obiettivo è un progresso che merita di essere celebrato. Questo approccio non solo rafforza la determinazione, ma fornisce anche momenti di riflessione per apprezzare il viaggio verso il raggiungimento degli obiettivi.

Stabilire obiettivi SMART è un processo essenziale per trasformare la visione dei sogni in realtà tangibile. Questo approccio strutturato e intenzionale permette di avanzare con chiarezza e determinazione, massimizzando le possibilità di successo. Con questi obiettivi ben definiti in mente, siamo pronti a esplorare il prossimo passo del nostro viaggio: riconoscere e valorizzare l'importanza delle piccole vittorie e del progresso costante nel percorso verso il successo.

Nel viaggio verso la realizzazione dei propri sogni e obiettivi, emerge chiaramente l'importanza fondamentale di riconoscere e valorizzare le piccole vittorie e il progresso costante. Questo aspetto si configura come un pilastro essenziale nel percorso di crescita personale e professionale.

Dopo aver delineato una visione chiara e dettagliata dei propri sogni e stabilito obiettivi SMART per una pianificazione efficace, come esplorato nei precedenti capitoli, ora ci concentriamo sul valore intrinseco delle piccole vittorie. La vita, infatti, è un mosaico composto da innumerevoli pezzi di esperienze e successi, anche quelli che potrebbero sembrare trascurabili.

Le piccole vittorie sono fondamentali per diversi motivi. In primo luogo, esse fungono da costante fonte di motivazione. Quando si raggiunge un piccolo traguardo, si sperimenta una sensazione di realizzazione e soddisfazione che alimenta il desiderio di perseguire ulteriori obiettivi. Questo ciclo virtuoso di successo e motivazione è cruciale per mantenere alta l'energia e la determinazione nel lungo periodo.

Le piccole vittorie aiutano a costruire fiducia in se stessi. Ogni successo, per quanto piccolo, rafforza la convinzione nelle proprie capacità e nel proprio potenziale. Questa crescente fiducia è un elemento chiave per affrontare sfide maggiori, guidando l'individuo verso obiettivi sempre più ambiziosi.

Un altro aspetto significativo è la capacità delle piccole vittorie di fornire feedback preziosi. Ogni successo conseguito è un indicatore di ciò che funziona bene, permettendo di affinare strategie e approcci. Questo processo di apprendimento continuo è fondamentale per l'adattamento e la crescita personale.

La celebrazione delle piccole vittorie è altrettanto importante. Riconoscere e valorizzare ogni passo avanti è essenziale per mantenere un atteggiamento positivo e proattivo. Questa celebrazione non deve essere necessariamente grandiosa, ma deve essere significativa per la persona, rappresentando un momento di riflessione e apprezzamento per il lavoro svolto.

Il riconoscimento del progresso è anch'esso cruciale. Nel perseguire i propri obiettivi, si può perdere di vista quanto sia stato già fatto. Prendersi il tempo per riflettere sul percorso compiuto, apprezzando ogni piccolo miglioramento e ogni ostacolo superato, è fondamentale per mantenere una prospettiva equilibrata e motivata.

In questo contesto si prefigura il prossimo argomento che tratta le tecniche di rimappatura degli obiettivi e adattamento dei piani. La valutazione delle piccole vittorie e del progresso compiuto gioca un ruolo fondamentale nel processo di rimappatura, poiché offre una chiara comprensione di ciò che è stato raggiunto e di ciò che necessita di ulteriori modifiche o miglioramenti.

Le piccole vittorie e il riconoscimento del progresso non sono solo gratificanti, ma sono essenziali per un percorso di crescita sostenibile e consapevole. Questi aspetti fungono da trampolino di lancio verso il successo futuro, garantendo che ogni passo, per quanto piccolo, sia un passo significativo verso la realizzazione dei propri sogni e obiettivi.

Nel percorso verso la realizzazione dei propri sogni e obiettivi, un aspetto cruciale è la capacità di adattare e rimodulare i propri piani in base alle circostanze e ai progressi fatti. Questo processo, noto come rimappatura degli obiettivi, rappresenta un passaggio fondamentale nel viaggio verso il successo personale e professionale.

Dopo aver creato una visione chiara e dettagliata dei propri sogni, definito obiettivi SMART e riconosciuto l'importanza delle piccole vittorie, ora ci concentriamo sulle tecniche di rimappatura degli obiettivi. Questo processo non è solamente una questione di modificare piani e strategie, ma rappresenta un approccio dinamico e flessibile alla realizzazione dei propri desideri.

La rimappatura degli obiettivi inizia con una valutazione onesta e realistica del percorso finora intrapreso. Questo include un'analisi dettagliata dei progressi compiuti, delle sfide incontrate e delle lezioni apprese. È fondamentale accettare che i piani originali possano richiedere adeguamenti in base a nuove informazioni, esperienze e cambiamenti sia interni che esterni.

Una componente essenziale della rimappatura è la flessibilità. Essere flessibili significa avere la capacità di adattarsi rapidamente a nuove situazioni, imparare dai propri errori e modificare gli obiettivi senza perdere di vista la visione complessiva. La flessibilità non è un segno di fallimento o di mancanza di determinazione, ma un indicatore di intelligenza e resilienza.

Un altro aspetto importante è la capacità di stabilire nuovi obiettivi intermedi. Questi obiettivi più piccoli e immediati servono da pietre miliari nel percorso verso il traguardo finale. Essi forniscono motivazione e senso di progresso, mantenendo alta la concentrazione e l'entusiasmo.

L'adattamento dei piani richiede anche un approccio olistico. Questo significa considerare non solo gli obiettivi professionali o specifici, ma anche come questi si inseriscono nel contesto più ampio della vita personale, della salute, delle relazioni e del benessere generale. Una visione olistica aiuta a garantire che i cambiamenti apportati ai piani siano sostenibili e allineati con i valori e le priorità generali dell'individuo.

La comunicazione è un altro elemento chiave nel processo di rimappatura. Quando si lavora in team o in collaborazione con altri, è cruciale comunicare chiaramente qualsiasi modifica agli obiettivi o ai piani. Questo assicura che tutti i membri del team siano sulla stessa lunghezza d'onda e contribuiscano efficacemente al raggiungimento degli obiettivi comuni.

In ultimo, ma non meno importante, la rimappatura degli obiettivi richiede coraggio e fiducia in se stessi. Cambiare direzione o apportare modifiche significative ai propri piani può essere intimidatorio, ma è spesso necessario per superare ostacoli imprevisti e sfruttare nuove opportunità.

Queste tecniche di rimappatura degli obiettivi si collegano direttamente al prossimo argomento che tratta la celebrazione dei successi e l'apprendimento dai fallimenti. La capacità di adattare e modificare i propri piani è intrinsecamente legata alla comprensione che ogni esperienza, sia positiva che negativa, fornisce opportunità di apprendimento e crescita.

La rimappatura degli obiettivi è un processo dinamico e vitale che permette agli individui di navigare nel complesso mondo della realizzazione dei sogni e degli obiettivi. Attraverso la flessibilità, la valutazione onesta, la comunicazione efficace e il coraggio di apportare cambiamenti, si può assicurare che il percorso verso il successo sia sempre allineato con la realtà in evoluzione e con le aspirazioni più profonde dell'individuo.

Nel viaggio verso la definizione di obiettivi e la realizzazione dei sogni è importante sottolineare l'importanza di due aspetti fondamentali: la celebrazione dei successi e l'apprendimento dai fallimenti. Questi elementi non sono solo parte integrante del processo di raggiungimento degli obiettivi, ma sono anche essenziali per il nostro sviluppo personale e professionale.

La celebrazione dei successi è più di un semplice atto di gioia per un traguardo raggiunto. È un processo che consolida la fiducia in se stessi e rafforza la motivazione. Celebrare i propri successi, sia grandi che piccoli, serve a riconoscere il duro lavoro e la dedizione impiegati. Questa pratica aiuta a costruire un senso di realizzazione e soddisfazione che può ispirare ulteriori azioni positive. Inoltre, condividere i propri successi con gli altri può creare un ambiente positivo e di supporto, promuovendo una cultura di riconoscimento e apprezzamento reciproco.

D'altra parte, imparare dai fallimenti è altrettanto cruciale. I fallimenti, spesso visti come negativi, sono in realtà opportunità di crescita e di apprendimento. Ogni fallimento porta con sé lezioni preziose su cosa non ha funzionato e perché. Analizzare i fallimenti permette di identificare aree di miglioramento, sia a livello personale che professionale. Affrontare e superare i fallimenti sviluppa la resilienza, una qualità indispensabile per affrontare le sfide future.

L'apprendimento dai fallimenti e la celebrazione dei successi sono processi che richiedono riflessione e autoanalisi. Questi momenti di introspezione permettono di valutare obiettivamente i propri progressi, di riconoscere e valorizzare i propri punti di forza e di lavorare sui punti deboli. Questo ciclo continuo di valutazione e adattamento è fondamentale per la crescita personale e professionale.

Incorporare regolarmente nella propria routine la riflessione sui successi e sui fallimenti può trasformarsi in un potente strumento di auto-miglioramento. Può guidare alla definizione di obiettivi più chiari e realistici, all'adozione di strategie più efficaci e alla costruzione di una mentalità più resiliente e flessibile.

CAPITOLO 10:Crescita Personale e Sviluppo del Sé

Nel capitolo precedente abbiamo esplorato la definizione di obiettivi e la realizzazione dei sogni, ponendo l'accento sull'importanza di stabilire traguardi chiari e misurabili, celebrare ogni piccola vittoria e apprendere dai fallimenti. Questo processo che alimenta il ciclo di crescita e realizzazione personale, ci conduce naturalmente al prossimo passo essenziale: l'autenticità e l'allineamento dei valori personali con le azioni.

L'autenticità non è soltanto una parola alla moda nel panorama del self-help; è la pietra angolare di una vita vissuta in piena armonia con se stessi. Essere autentici significa riconoscere e onorare i propri valori, credenze e desideri più profondi. In pratica, significa che le tue azioni rispecchiano ciò che realmente sei e ciò in cui credi. L'allineamento dei valori personali con le azioni, dunque, non è un compito da affrontare alla leggera: richiede introspezione, onestà e coraggio.

Per cominciare è fondamentale identificare i propri valori fondanti. Queste non sono semplici preferenze o inclinazioni, ma sono i principi guida che determinano le tue decisioni e comportamenti quotidiani. Pensa alle volte in cui hai sentito un senso di ritmo interiore o di giusto equilibrio: molto probabilmente, in quei momenti, le tue azioni erano in perfetto allineamento con i tuoi valori. Al contrario, le situazioni in cui hai provato disagio o conflitto interiore possono spesso essere ricondotte a un disallineamento tra azioni e valori.

L'autenticità e l'allineamento non sono un traguardo da raggiungere una volta per tutti, ma un processo continuo di auto-riflessione e adattamento. Nella tua vita personale, questo potrebbe significare fare scelte che rispecchiano i tuoi valori anche quando comporta decisioni difficili o impopolari. Nel contesto professionale, potrebbe significare scegliere un percorso di carriera o opportunità di lavoro che risuonano con ciò che consideri importante, piuttosto che seguire semplicemente il percorso più redditizio o prestigioso.

L'integrazione dell'autenticità nella vita quotidiana non è esente da sfide. Viviamo in un mondo che spesso valuta il successo in termini di status sociale, ricchezza e potere, e che può portare a un conflitto interno quando questi parametri esterni non si allineano con i nostri valori interni. Questa discrepanza può generare stress, insoddisfazione e una sensazione di vivere una vita non completamente realizzata.

Superare questo divario richiede coraggio e la capacità di mostrarsi vulnerabili. Significa essere disposti ad esplorare e accettare le proprie emozioni, anche quelle scomode o dolorose. Richiede anche la capacità di ascoltare la propria voce interiore e fidarsi della propria bussola interna, soprattutto quando indica una direzione diversa da quella che gli altri si aspettano da te.

Il risultato di questo percorso, però, è straordinariamente gratificante. Vivere in modo autentico e allineato con i propri valori personali non solo aumenta la sensazione di benessere e soddisfazione, ma migliora anche le relazioni con gli altri. Quando sei autentico, attiri persone e opportunità che risuonano con il tuo vero sé. Questo crea un ciclo virtuoso in cui le tue azioni e decisioni, fedeli ai tuoi valori, rinforzano e arricchiscono ulteriormente la tua vita.

Nel passaggio seguente, vedremo come l'autenticità e l'allineamento dei valori personali con le azioni possono essere potenziati ulteriormente attraverso un impegno costante verso l'apprendimento e il miglioramento personale.

Dopo aver esaminato l'importanza dell'autenticità e dell'allineamento dei valori personali con le azioni, il prossimo passo fondamentale nel percorso di crescita personale riguarda l'apprendimento continuo e lo sviluppo delle competenze. Questo concetto, lontano dall'essere una mera acquisizione di nuove abilità tecniche, rappresenta una componente vitale del viaggio di auto-miglioramento e realizzazione personale.

Nel mondo in rapida evoluzione di oggi, l'apprendimento continuo è diventato una necessità più di una scelta. Non si tratta solo di rimanere al passo con le tendenze o le nuove tecnologie, ma di un approccio più profondo e personale all'apprendimento che si concentra sulla crescita interiore e sullo sviluppo di competenze che arricchiscono tutti gli aspetti della vita. Questo processo va ben oltre l'acquisizione di nuove informazioni; si tratta di una trasformazione continua che influisce sul modo in cui pensiamo, agiamo e interagiamo con il mondo che ci circonda.

Una delle maggiori sfide nello sviluppo delle competenze è superare la mentalità di "ho già finito di imparare". Questa mentalità può essere particolarmente prevalente dopo aver raggiunto un certo livello di educazione formale o di successo professionale. Tuttavia la realtà è che l'apprendimento è un viaggio senza fine. Ogni esperienza, ogni interazione, ogni fallimento e successo porta con sé lezioni preziose che possono contribuire in modo significativo alla nostra crescita personale e professionale.

L'apprendimento continuo implica anche un atteggiamento proattivo e curioso. Si tratta di esplorare nuovi argomenti che suscitano interesse, di sfidare le proprie convinzioni e di essere aperti a nuove idee e prospettive. Si può apprendere attraverso varie forme, che siano libri, seminari, workshop, podcast, o anche conversazioni con persone di diversa cultura e background. Ogni fonte di conoscenza ha il potenziale per aprire nuovi orizzonti e arricchire la propria comprensione del mondo.

Il potenziamento delle competenze personali e professionali, inoltre, non deve essere visto come un percorso isolato. Collaborare con gli altri, condividere idee e competenze può non solo accelerare il processo di apprendimento, ma anche rendere l'esperienza più gratificante. La crescita personale si nutre dell'interazione e dello scambio con il mondo esterno, permettendo così di mettere in pratica ciò che si impara in un contesto più ampio.

Incorporare l'apprendimento continuo nella vita quotidiana può assumere diverse forme. Potrebbe trattarsi di dedicare del tempo ogni giorno o ogni settimana per leggere, ascoltare o sperimentare qualcosa di nuovo. Potrebbe anche significare prendere l'iniziativa per sviluppare nuove abilità che possono essere utili sia nella vita personale che professionale. Questo processo di apprendimento e sviluppo non solo migliora le capacità e le competenze, ma contribuisce anche a una maggiore fiducia in se stessi e autostima.

Man mano che ci impegniamo in questo processo di apprendimento continuo e sviluppo delle competenze, ci prepariamo per il prossimo passaggio significativo nel nostro viaggio di crescita personale: l'importanza del mentorship e del networking. Questi strumenti possono essere incredibilmente efficaci nel fornire guida, ispirazione e opportunità per applicare e ampliare ulteriormente le conoscenze e le abilità acquisite. In tal modo l'apprendimento continuo si trasforma in una leva potente per il progresso personale e professionale, un tema di cui parleremo nelle pagine seguenti.

Nel cammino verso la crescita personale e professionale, dopo aver esplorato l'autenticità e l'apprendimento continuo, emerge con forza l'importanza del mentorship e del networking. Questi due aspetti sono fondamentali per navigare efficacemente nel mondo complesso e nella rapida evoluzione di oggi e per accelerare il nostro sviluppo personale e professionale.

Il mentorship, ovvero farsi assistere da un mentore, rappresenta un pilastro fondamentale in questo processo. Avere un mentore significa avere una guida esperta, una persona che può offrire consigli, condividere esperienze e aprire porte che altrimenti potrebbero rimanere chiuse. Un mentore può essere un coach, un insegnante, un leader nel proprio campo o semplicemente qualcuno che ha percorso un cammino simile a quello che ci accingiamo a intraprendere. Questa relazione non si limita al trasferimento di conoscenze; è un rapporto che sfida, ispira e sostiene, permettendo di vedere le proprie ambizioni sotto una luce nuova e più realizzabile.

Il ruolo del mentore è cruciale in vari aspetti: può aiutare a navigare attraverso sfide complesse, offrire feedback onesti e costruttivi, e fornire una prospettiva diversa basata su anni di esperienza. Un buon mentore non solo condivide la sua saggezza, ma incoraggia anche la riflessione e l'auto-sviluppo, promuovendo così un apprendimento più profondo e significativo.

D'altra parte il networking, ovvero la creazione e il mantenimento di una rete di contatti professionali, è altrettanto vitale. Questo non significa semplicemente collezionare da visitare o aggiungere contatti su LinkedIn. Il vero networking riguarda lo stabilire connessioni significative con persone che possono offrire supporto, consiglio, e opportunità. È un processo bidirezionale: mentre ci si avvale dell'esperienza e della conoscenza altrui, è importante anche offrire il proprio sostegno e competenza.

Il networking efficace si basa sulla costruzione di relazioni autentiche e sulla fiducia. Questo implica ascoltare attivamente, mostrare interesse genuino per gli altri, e cercare modi per contribuire al successo reciproco. Inoltre attraverso il networking, si possono scoprire opportunità nascoste, ottenere nuove prospettive e idee, e accedere a risorse e informazioni che altrimenti sarebbero inaccessibili.

Mentorship e networking sono quindi due facce della stessa medaglia nel percorso di crescita personale. Mentre il mentore fornisce una guida diretta e personalizzata, la rete di contatti offre un ampio spettro di risorse, opportunità e supporto. Insieme, questi elementi creano un ambiente fertile per lo sviluppo personale e professionale, fornendo gli strumenti necessari per navigare con successo nel proprio percorso di vita.

Man mano che ci immergiamo in queste relazioni di mentorship ed espandiamo la nostra rete, è essenziale mantenere un focus interiore, riflettendo sulle nostre esperienze e apprendimenti. Questo ci porta al prossimo passaggio importante nel nostro viaggio di crescita: la riflessione e la meditazione per la crescita interiore. Esploreremo come queste pratiche potranno aiutarci a elaborare e integrare le esperienze vissute attraverso il mentorship e il networking, permettendoci di sviluppare una maggiore consapevolezza di noi stessi e delle nostre aspirazioni.

Dopo aver esplorato l'importanza del mentorship e del networking, il prossimo passo fondamentale nel nostro viaggio di crescita personale è la pratica della riflessione e della meditazione. Queste tecniche non solo rafforzano la nostra consapevolezza interiore, ma ci aiutano anche a integrare le esperienze e le lezioni apprese, permettendoci di avanzare con maggiore chiarezza e determinazione.

La riflessione è un processo potente che ci consente di esaminare le nostre esperienze, i nostri pensieri e le nostre emozioni. Questo esame interiore ci aiuta a comprendere meglio noi stessi, i nostri valori e le nostre motivazioni, e offre una base solida per la crescita personale. Attraverso la riflessione, possiamo valutare i nostri progressi, apprezzare i nostri successi e imparare dai nostri errori. È un processo continuo che ci guida verso una maggiore autoconsapevolezza e autocomprensione.

La meditazione, d'altra parte, ci aiuta a coltivare la quiete mentale e l'equilibrio emotivo. Praticare la meditazione regolarmente può migliorare notevolmente la nostra capacità di gestire lo stress, aumentare la concentrazione e promuovere una maggiore serenità interiore. La meditazione ci insegna ad osservare i nostri pensieri e sentimenti senza giudizio, permettendoci di rimanere centrati e presenti nel momento. Questa pratica può variare dalla consapevolezza, che si concentra sulla consapevolezza del momento presente, a tecniche di meditazione più strutturate, come la visualizzazione guidata o la meditazione trascendentale.

Integrare regolarmente la riflessione e la meditazione nella nostra routine quotidiana può avere effetti trasformativi. Queste pratiche non solo ci aiutano a rimanere ancorati e centrati nella nostra crescita personale, ma ci permettono anche di affrontare sfide e cambiamenti con maggiore resilienza e adattabilità. Inoltre, ci offrono l'opportunità di disconnetterci dalle distrazioni esterne e di riconnetterci con il nostro io più profondo, offrendoci spazio e tempo per elaborare e integrare le nostre esperienze.

La combinazione di riflessione e meditazione ci fornisce gli strumenti per navigare nel nostro percorso di crescita personale con maggiore consapevolezza e intenzionalità. Queste pratiche non solo migliorano la nostra comprensione di noi stessi, ma ci aiuta anche a sviluppare una visione più chiara dei nostri obiettivi e aspirazioni. Ciò è particolarmente importante quando ci troviamo a bilanciare le nostre aspirazioni personali con le responsabilità professionali.

Parleremo ora di come possiamo utilizzare la consapevolezza e la chiarezza acquisite attraverso la riflessione e la meditazione per navigare efficacemente in questo equilibrio. Scopriremo strategie e tecniche per allineare i nostri obiettivi personali con le esigenze professionali, assicurando così un percorso di crescita che sia sostenibile e armonioso.

Nel percorso verso la crescita personale e lo sviluppo del sé, uno degli aspetti più sfidanti è il bilanciamento tra le aspirazioni personali e professionali. Dopo aver esplorato la riflessione e la meditazione per una crescita interiore, è fondamentale affrontare questa tematica per garantire che il nostro cammino sia non solo di successo, ma anche equilibrato e sostenibile.

Il bilanciamento tra vita personale e professionale non è semplicemente una questione di gestire il tempo; è una questione di allineare i nostri valori più profondi con le nostre azioni quotidiane. Questo richiede un'analisi attenta di ciò che è veramente importante per noi e come queste priorità si riflettono nelle nostre scelte e nel nostro stile di vita.

Per molti le aspirazioni professionali sono strettamente intrecciate con il senso di identità e realizzazione personale. Tuttavia è fondamentale riconoscere che il successo professionale non è l'unico indicatore di una vita realizzata. La cura delle relazioni, il tempo dedicato alle passioni e l'attenzione alla salute fisica e mentale sono altrettanto importanti. Riconoscere l'importanza di questi diversi aspetti e cercare di bilanciarli è essenziale per il benessere complessivo.

Per raggiungere questo equilibrio, è utile impostare confini chiari tra lavoro e vita privata. Questo potrebbe significare stabilire orari di lavoro definiti, dedicare tempo specifico alle attività personali, o anche praticare tecniche di disconnessione digitale per garantire che il tempo libero non venga invaso da responsabilità professionale. È anche importante coltivare relazioni significative e prendersi del tempo per se stessi, per riflettere e rilassarsi.

Un'altra strategia fondamentale è l'autovalutazione regolare. Questo processo di riflessione ci consente di valutare se stiamo vivendo in modo coerente con i nostri valori e se le nostre scelte lavorative e personali sono in armonia. Questa autoanalisi può prendere decisioni importanti, come cambiare carriera, ridurre gli impegni o semplicemente ristrutturare il nostro tempo quotidiano.

E' essenziale riconoscere che il bilanciamento tra vita personale e professionale non è statico; cambia con il tempo e con le diverse fasi della vita. Quello che funziona in un periodo potrebbe non essere efficace in un altro, quindi è importante rimanere flessibili e adattarsi ai cambiamenti.

Mantenere un equilibrio sano è vitale non solo per la nostra soddisfazione personale, ma anche per la nostra performance professionale. Quando ci prendiamo cura di noi stessi e delle nostre relazioni, siamo in grado di portare una maggiore energia, creatività e motivazione al nostro lavoro.

Nel prossimo capitolo, faremo il passo successivo, esplorando come i principi della fisica quantistica possono essere applicati alla legge dell'attrazione per migliorare la nostra prosperità finanziaria. Questo ci permetterà di integrare le lezioni apprese finora, aggiungendo un'altra dimensione al nostro percorso di crescita personale e professionale.

CAPITOLO 11:Attrarre Ricchezza e Prosperità con la Fisica Quantistica

Nell'affrontare l'aspetto cruciale della crescita personale e professionale, è essenziale comprendere come i principi della fisica quantistica si applichino alla mentalità finanziaria, un tema centrale nelle pagine che verranno. Questo capitolo apre un varco in un territorio poco esplorato ma straordinariamente fertile, dove scienza e spiritualità si intersecano, offrendo un nuovo modo di vedere e di attrarre ricchezza e prosperità.

L'idea fondamentale dell'introduzione alla fisica quantistica è che la realtà a livello subatomico opera secondo leggi diverse da quelle del mondo macroscopico a cui siamo abituati. Nel mondo quantistico, le particelle come gli elettroni possono esistere in più stati contemporaneamente, un fenomeno noto come sovrapposizione. Questa proprietà intrinseca porta alla conclusione sorprendente che le nostre osservazioni e aspettative possono modificare la realtà a un livello fondamentale.

Collegando questo concetto alla mentalità finanziaria, possiamo iniziare a vedere la ricchezza e la prosperità non come entità fisse e statiche, ma come realtà plasmabili, influenzate dalle nostre aspettative e credenze. Ciò che consideriamo e crediamo sul denaro, su come lo guadagniamo, su come lo spendiamo e su come lo risparmiamo, può avere un impatto profondo sulla realtà finanziaria che sperimentiamo.

Un altro concetto fondamentale della fisica quantistica è l'entanglement, ovvero l'intreccio quantistico. Questo fenomeno si verifica quando due particelle diventano correlate in modo tale che lo stato di una influenza immediatamente lo stato dell'altra, indipendentemente dalla distanza che le separa. Applicando questo concetto alla mentalità finanziaria, possiamo iniziare a considerare come le nostre azioni finanziarie e le nostre credenze siano in qualche modo intrecciate con i risultati che otteniamo. In altre parole, i nostri pensieri e azioni riguardo al denaro non sono isolati ma sono parte di una rete interconnessa di cause ed effetti.

Questo approccio ci porta a una comprensione più profonda di come le nostre credenze e aspettative non sono semplicemente reazioni passive alle nostre esperienze finanziarie, ma forze attive che plasmano quelle esperienze. Se accettiamo che la nostra mentalità può influenzare direttamente la nostra realtà finanziaria, diventa evidente l'importanza di coltivare una mentalità di abbondanza e di ottimismo.

L'approccio quantistico alla finanza personale ci sfida a riconsiderare i nostri modelli di pensiero tradizionali. Invece di vedere il denaro come una risorsa limitata, da guadagnare attraverso la fatica e la competizione, possiamo iniziare a vederlo come un flusso energetico, influenzato dalla nostra consapevolezza e dal nostro atteggiamento. Ciò implica anche una maggiore attenzione alla coerenza tra i nostri valori e le nostre azioni finanziarie. Quando i nostri investimenti, le nostre spese e le nostre decisioni finanziarie sono allineati con ciò che valorizziamo veramente, possiamo sperimentare una sensazione di autenticità e integrità che va ben oltre il mero accumulo di ricchezza.

Questa sezione pone le basi per esplorare ulteriormente come i principi della fisica quantistica si applichino alla legge dell'attrazione, in particolare nel contesto finanziario. Preparando il terreno per i principi di finanza personale visti attraverso la lente della legge dell'attrazione quantistica, il capitolo intende portare i lettori verso una nuova comprensione di come possono attivamente la loro realtà finanziaria. Attraverso questo percorso, i lettori possono iniziare a vedere come la loro mentalità e le loro azioni possono essere allineate per creare un flusso di abbondanza, prosperità e soddisfazione finanziaria.

Approfondendo la relazione tra fisica quantistica e finanza personale, questo capitolo si evolve per esplorare come i principi di finanza personale possono essere intesi e applicati attraverso la lente della legge dell'attrazione quantistica. Questo approccio offre un modo rivoluzionario di pensare e agire nel contesto finanziario, spingendo il lettore a riconsiderare le proprie convinzioni e comportamenti economici.

E' essenziale comprendere che, secondo la fisica quantistica, la realtà è influenzata dalle aspettative e dalle osservazioni dell'osservatore. Applicato alla finanza personale, questo significa che le nostre aspettative e credenze riguardo al denaro possono plasmare in modo significativo la nostra realtà finanziaria. Se ci aspettiamo scarsità, potremmo inconsciamente chiuderci un'opportunità di abbondanza. Al contrario, una mentalità che accoglie l'abbondanza può aprire le porte a possibilità e opportunità finanziarie prima inimmaginabili.

L'approccio quantistico alla finanza personale si basa sulla consapevolezza che il modo in cui pensiamo, sentiamo e agiamo riguardo al denaro ha un impatto diretto sul nostro benessere finanziario. Questo comporta la necessità di allineare i nostri pensieri e sentimenti con i nostri obiettivi finanziari. Ad esempio, se il nostro obiettivo è l'accumulo di ricchezza, è importante non solo pianificare e agire in modo strategico, ma anche coltivare una mentalità positiva e fiduciosa riguardo alla nostra capacità di generare e gestire ricchezza.

In questa prospettiva, i principi di finanza personale come il budgeting, l'investimento, il risparmio e la gestione del debito assumono una nuova dimensione. Oltre a essere attività pratiche, diventano esercizi di consapevolezza e intenzione. Ad esempio, quando creiamo un budget, non stiamo solo allocando risorse finanziarie, ma stiamo anche affermando le aspettative delle nostre e intenzioni riguardo al denaro. Questo processo di allineamento tra pensiero, emozione e azione è fondamentale per attirare l'abbondanza finanziaria.

La legge dell'attrazione quantistica ci insegna anche l'importanza dell'energia e della frequenza nella creazione di ricchezza. Ogni pensiero ed emozione emana una certa frequenza energetica. Quando allineiamo queste frequenze con quelle dei nostri obiettivi finanziari, iniziamo a sintonizzarci con opportunità e risorse che possono aiutarci a realizzarli. Questo richiede una consapevolezza e una pratica costante, poiché le vecchie abitudini e credenze possono facilmente trascinarci indietro verso frequenze di scarsità e paura.

La fisica quantistica suggerisce che il tempo e lo spazio non sono così lineari e separati come sembrano. Questo ha implicazioni profonde per la finanza personale. Ad esempio, l'investimento a lungo termine può essere visto non solo come una strategia finanziaria, ma anche come una modalità per connettersi con e interagire il nostro futuro finanziario attraverso le decisioni che prendiamo nel presente. Questo punto di vista può trasformare la percezione del rischio e del valore nel tempo, incoraggiando un approccio più olistico e integrato agli investimenti.

Questo capitolo prepara il terreno per la successiva esplorazione di come superare i blocchi finanziari attraverso il paradosso quantistico. La comprensione dei principi della fisica quantistica applicata alla finanza personale non si limita alla semplice gestione delle finanze. Si tratta di una trasformazione radicale del modo in cui percepiamo e interagiamo con il denaro e l'abbondanza nella nostra vita.

La fisica quantistica ci invita ad esplorare il concetto di realtà non come un dato di fatto fisso, ma come una serie di potenzialità influenzate dalla nostra consapevolezza e intenzione. Questa prospettiva ci consente di riconoscere che i nostri blocchi finanziari non sono semplicemente il risultato di circostanze esterne, ma possono essere profondamente radicati nelle nostre convinzioni e percezioni interiori.

La chiave per superare questi blocchi risiede nella nostra capacità di cambiare la frequenza dei nostri pensieri e sentimenti riguardo al denaro. Questo non significa ignorare le realtà finanziarie o i problemi pratici. Piuttosto significa affrontare questi problemi con una nuova mentalità, una che riconosce il potere dei nostri pensieri e sentimenti nel plasmare la nostra realtà finanziaria.

Ad esempio se ci sentiamo costantemente ansiosi riguardo al denaro, questa emozione può creare una barriera energetica che impedisce l'accesso a opportunità finanziarie. Coltivando invece sentimenti di fiducia e gratitudine, possiamo aprire la strada a nuove possibilità e risorse. Questo non significa che i cambiamenti avverranno istantaneamente, ma che iniziamo a creare le condizioni energetiche necessarie per l'abbondanza.

La legge dell'attrazione quantistica ci insegna che ogni azione, non importa quanto piccola, può avere un impatto significativo sul nostro percorso finanziario. L'atto di risparmiare, investire o persino di informarsi sulle migliori pratiche finanziarie sono azioni che emettono frequenze positive verso l'abbondanza, rinforzando la nostra intenzione di migliorare la nostra situazione finanziaria.

Impareremo che nel contesto della fisica quantistica, le apparenti contraddizioni e limitazioni non sono ostacoli, ma piuttosto strumenti potenti che possono essere utilizzati per catalizzare un cambiamento positivo e significativo nella nostra vita finanziaria.

Il concetto di paradosso quantistico ci invita a considerare come due realtà apparentemente opposte possono coesistere e come possiamo navigare tra queste dualità per raggiungere i nostri obiettivi finanziari. Ad esempio, potremmo sentirci limitati dalle nostre circostanze finanziarie attuali, ma contemporaneamente possiamo tenere una visione di abbondanza e prosperità per il futuro. Questa tensione tra lo stato attuale e la visione futura non è motivo di frustrazione, ma piuttosto un campo fertile per la crescita e la trasformazione.

Affrontando i nostri blocchi finanziari con una mentalità aperta e flessibile, tipica della fisica quantistica, possiamo iniziare a vedere oltre le limitazioni percepite. Questo potrebbe significare riconoscere che, sebbene possiamo avere debiti o risorse limitate ora, non dobbiamo rimanere intrappolati in questa realtà. Possiamo iniziare a fare piccoli, ma potenti passi verso il cambiamento, sostenuti dalla fiducia che la nostra realtà finanziaria può cambiare.

Il paradosso quantistico ci mostra anche l'importanza di mantenere una visione olistica del denaro. Invece di vederlo solo come uno strumento per l'acquisto di beni o servizi, possiamo iniziare a considerarlo come un mezzo per realizzare i nostri sogni più grandi, alimentare la nostra crescita personale e contribuire al benessere degli altri. Questo cambio di prospettiva può sbloccare nuove vie per la prosperità, invitandoci a esplorare idee creative e innovative per generare e gestire la ricchezza.

Il viaggio attraverso la fisica quantistica e la legge dell'attrazione ci porta a una comprensione più profonda e arricchita di come possiamo attrarre ricchezza e prosperità nella nostra vita. Non si tratta solo di cambiare le nostre finanze, ma di trasformare il nostro intero approccio alla vita, aprendoci a un mondo di infinite possibilità. Con questo nuovo modo di pensare e agire, siamo pronti a navigare nel mondo finanziario con maggiore fiducia, consapevolezza e positività, tracciando il percorso verso una vita di abbondanza e realizzazione.

Nel percorso verso la prosperità e l'abbondanza finanziaria, uno dei passaggi più critici è superare i blocchi finanziari attraverso il paradosso quantistico. Questo approccio non convenzionale, radicato nella fisica quantistica, ci offre una prospettiva unica per affrontare e trasformare le nostre limitazioni finanziarie in opportunità di crescita e arricchimento.

Il Paradosso Quantistico e i Blocchi Finanziari

Il paradosso quantistico si riferisce al fenomeno per cui qualcosa può esistere in stati multipli o contraddittori contemporaneamente. Applicato alle nostre finanze, ciò implica la possibilità di percepire la nostra situazione finanziaria attuale come sia limitante che potenzialmente abbondante. Questo paradosso ci invita a riconoscere e accettare la nostra realtà attuale, pur mantenendo una visione di abbondanza e ricchezza che ancora non si è manifestata.

Riconoscimento e Accettazione

Il primo passo nel superare i blocchi finanziari è il riconoscimento e l'accettazione della nostra situazione attuale. Spesso neghiamo o evitiamo di affrontare la nostra realtà finanziaria, il che può creare un ostacolo invisibile al cambiamento. Accettare la nostra situazione attuale non significa rassegnarsi ad essa, ma piuttosto riconoscere che è solo un aspetto della nostra esistenza finanziaria e non la definizione totale di essa.

Visione di Abbondanza

Parallelamente all'accettazione dobbiamo coltivare una visione di abbondanza. Questo non è un semplice esercizio di pensiero positivo; piuttosto è un processo attivo di visualizzazione e credenza in un futuro di prosperità. Questa visione di abbondanza, pur non negando la realtà attuale, ci permette di intravedere possibilità che vanno oltre i nostri limiti attuali.

Il Potere delle Scelte

Il paradosso quantistico ci insegna che il futuro non è predeterminato ma è influenzato dalle nostre scelte e azioni presenti. Pertanto, ogni decisione finanziaria che prendiamo nel presente contribuisce a plasmare il nostro futuro finanziario. Questo ci incoraggia a prendere decisioni consapevoli, siano essi piccoli risparmi o grandi investimenti, comprendendo che ogni azione ha il potenziale per avvicinarci alla nostra visione di abbondanza.

Trasformazione dei Blocchi in Opportunità

La fisica quantistica ci mostra che la realtà non è fissa ma malleabile. Allo stesso modo, i nostri blocchi finanziari non sono insormontabili; possono essere trasformati in opportunità. Per esempio, un debito può diventare un'opportunità per imparare la gestione finanziaria o un incentivo per cercare fonti di reddito innovative.

Affrontare le Paure e le Credenze Limitanti

Molti dei nostri blocchi finanziari sono radicati in paure e credenze limitanti. Utilizzando i principi della fisica quantistica, possiamo iniziare a decostruire queste paure e riscrivere le nostre credenze. Questo implica un processo di autoindagine e riflessione, dove esaminiamo le nostre convinzioni sul denaro e su noi stessi in relazione ad esso.

Verso un futuro di Ricchezza

Superare i blocchi finanziari attraverso il paradosso quantistico richiede un equilibrio tra l'accettazione della realtà attuale e la visione di un futuro di abbondanza. Ciò implica riconoscere che i nostri attuali limiti finanziari non ci dicono il nostro potenziale di ricchezza e che ogni scelta che facciamo può avvicinarci a una realtà finanziaria più prospera. Con questa comprensione, possiamo navigare nel nostro viaggio finanziario con maggiore fiducia, consapevolezza e apertura, preparandoci per il prossimo passo di questo percorso: l'adozione della gratitudine come risonanza quantistica.

Nel mondo della fisica quantistica, la gratitudine emerge non solo come un sentimento di ringraziamento ma come una forza che influenza in modo significativo la nostra realtà finanziaria. La sua natura profonda e potente si rivela quando esploriamo il modo in cui la gratitudine funziona come una risonanza quantistica, offrendo una nuova prospettiva nel perseguimento della prosperità e dell'abbondanza.

Immaginiamo che ogni pensiero ed emozione che abbiamo emetta una frequenza energetica. La gratitudine, con la sua vibrante energia positiva, risuona a una frequenza elevata, creando un campo energetico che attrae esperienze, persone e opportunità in armonia con essa. Questo significa che coltivando la gratitudine per la nostra situazione finanziaria attuale, anche se non è quella desiderata, ci allineiamo con l'energia dell'abbondanza piuttosto che della mancanza. Questo allineamento è fondamentale per accelerare il processo di attrazione di una maggiore ricchezza e prosperità nella nostra vita.

In questo contesto la gratitudine funziona come un attivatore che cambia il campo delle possibilità. Quando esprimiamo gratitudine, non solo cambiamo il nostro stato interiore ma influenziamo anche la nostra realtà materiale. Questa trasformazione può portare un incremento delle opportunità finanziarie e una maggiore abbondanza. È un fenomeno che testimonia la correlazione diretta tra il nostro stato interiore e le nostre esperienze esterne.

Per massimizzare il potere della gratitudine, è essenziale integrarla nella nostra routine quotidiana. Questo può avvenire attraverso la tenuta di un diario di gratitudine, momenti di riflessione quotidiana sulle cose per cui siamo grati, o semplicemente esprimendo apprezzamento per le piccole benedizioni della vita. mantenere questa pratica aiuta a conservare una frequenza elevata, favorendo un flusso continuo di abbondanza.

La gratitudine è uno strumento potente per affrontare le sfide finanziarie. Adottare un atteggiamento di gratitudine nei confronti di ostacoli o fallimenti trasforma la nostra percezione di queste situazioni. Ciò ci permette di vedere le sfide come opportunità di crescita e apprendimento, piuttosto che come impedimenti, aprono la strada verso nuove possibilità.

La gratitudine, inoltre, ci collega con l'interconnettività dell'universo. Essendo grati, ci sintonizziamo su questa rete di abbondanza universale, rafforzando il nostro legame con essa e aumentando la nostra capacità di attrarre ricchezza. Questa connessione ci fa sentire più integrati e meno isolati nei nostri percorsi finanziari.

Abbracciare la gratitudine come risonanza quantistica nel nostro approccio finanziario ci avvia su un percorso ricco di potenzialità. La gratitudine si trasforma da un semplice ringraziamento in una forza attrattiva per la prosperità e l'abbondanza, preparandoci per il prossimo passo nel nostro viaggio finanziario attraverso la fisica quantistica. Questo ci conduce ad ulteriori strategie e concetti per realizzare un benessere finanziario duraturo e significativo, unendosi armoniosamente ai principi esplorati in precedenza nel libro.

Dopo aver esplorato il potere della gratitudine e come essa funziona come una risonanza quantistica per attirare la prosperità, il prossimo passo nel nostro viaggio è comprendere come integrare e bilanciare queste ricchezze nella nostra vita, preparandoci per il prossimo capitolo, che si concentrerà sull'abbondanza oltre il materiale e sul trovare un equilibrio vitale.

Ora dobbiamo riflettere su come la fisica quantistica non solo influisce sulla nostra capacità di attrarre ricchezza, ma anche su come gestire e integrare questa abbondanza nella nostra vita quotidiana. L'idea chiave qui è il concetto di "coerenza quantistica", che in termini semplici, significa allineare le nostre azioni, pensieri e sentimenti in modo che risuonino armoniosamente l'uno con l'altro, creando un equilibrio che va oltre il mero accumulo di ricchezza materiale.

Questo equilibrio si raggiunge quando riconosciamo e accettiamo che la vera prosperità non si limita solo agli aspetti finanziari, ma include anche la ricchezza delle nostre relazioni, della nostra salute, del nostro tempo libero e del nostro sviluppo personale. La fisica quantistica, con il suo accento sull'interconnettività e il potenziale infinito, ci fornisce una cornice per vedere la ricchezza in tutti i suoi aspetti e per comprendere come le diverse aree della nostra vita siano intrinsecamente collegate.

In questo contesto diventa fondamentale imparare a distribuire le risorse, non solo finanziarie, ma anche di tempo, attenzione e energia, in modo equilibrato. Ciò significa valutare le nostre priorità e fare scelte consapevoli su dove e come investire queste risorse. Questo processo di bilanciamento non è statico; è un viaggio dinamico che richiede costante adattamento e ricalibrazione, proprio come le particelle in un campo quantistico.

Un aspetto cruciale del bilanciamento della ricchezza riguarda la gestione del nostro tempo e delle nostre energie. L'efficienza non è solo una questione di fare di più in meno tempo, ma di fare le cose giuste che risuonano con i nostri valori più profondi ei nostri obiettivi di vita. Questo approccio ci permette di vivere una vita piena e ricca in tutti i suoi aspetti, non limitata solo al successo finanziario.

Il nostro viaggio attraverso la fisica quantistica e la legge dell'attrazione ci insegna l'importanza di essere presenti e consapevoli. La consapevolezza e la presenza mentale ci aiutano a godere pienamente delle nostre ricchezze, sia materiali che immateriali, e a riconoscere il valore di ciò che abbiamo già raggiunto.

Mentre ci prepariamo a passare al prossimo capitolo, dove esploreremo ulteriormente l'abbondanza oltre il materiale e il bilanciamento vita-lavoro, il messaggio fondamentale di queste pagine è che la vera prosperità arriva quando siamo in grado di vivere una vita equilibrata e armoniosa, dove ogni aspetto della nostra esistenza è nutrito e valorizzato. Questa comprensione ci permette di approcciare il successivo capitolo con una prospettiva più ampia e integrata, pronti ad esplorare come la fisica quantistica può essere applicata non solo per attrarre ricchezza, ma anche per vivere una vita piena e ricca in ogni suo aspetto.

CAPITOLO 12: Bilanciare l'Abbondanza e il Benessere attraverso la Fisica Quantistica

Immergiamoci ora nel concetto di "Abbondanza Oltre il Materiale", un tema che ci porta a riflettere profondamente su ciò che realmente conta nella nostra ricerca della prosperità. Questo capitolo si collega naturalmente al precedente, dove abbiamo esplorato come bilanciare la ricchezza e la prosperità nella nostra vita. Ora andiamo oltre la mera accumulazione materiale per considerare come la fisica quantistica può aiutarci a comprendere e valorizzare le forme di abbondanza che trascendono il tangibile.

La fisica quantistica, con la sua enfasi sull'interconnessione di tutto ciò che esiste, ci invita a riconsiderare la nostra definizione di abbondanza. Non si tratta solo di quanto denaro abbiamo in banca o di quanti beni possediamo, ma anche della qualità delle nostre relazioni, del nostro benessere emotivo e mentale, della nostra crescita personale e del nostro contributo al mondo. Questa visione olistica dell'abbondanza ci permette di riconoscere il valore inaspettato in aspetti della vita che dovremmo aver trascurato.

In questo contesto la fisica quantistica funge da metafora per comprendere come piccole particelle, apparentemente slegate, possono in realtà essere profondamente connesse in un tessuto più ampio. Allo stesso modo ogni aspetto della nostra vita, dal lavoro alle relazioni personali, dalla salute mentale al tempo libero, è interconnesso in un equilibrio dinamico. Questo ci porta a considerare come ogni decisione, ogni pensiero e ogni azione contribuisce a questo tessuto complesso ea riflettere su come possiamo intenzionalmente influenzare questi elementi per creare una vita più ricca e soddisfacente.

L'abbondanza oltre il materiale ci sfida anche a riconsiderare il nostro approccio al successo e alla realizzazione. Invece di misurare il successo solo attraverso traguardi visibili e riconoscimenti esterni, possiamo iniziare a valutare il nostro percorso in termini di crescita personale, soddisfazione e felicità. Questo implica valutare il nostro progresso non solo in termini di ciò che abbiamo ottenuto, ma anche di chi siamo diventati nel processo.

Un altro aspetto cruciale di questa abbondanza è la gratitudine. La pratica della gratitudine, un tema già toccato nei capitoli precedenti, è una potente forza che può trasformare la nostra percezione dell'abbondanza. Essa ci permette di apprezzare ciò che abbiamo, indipendentemente dalla sua grandezza materiale, e di coltivare un senso di abbondanza anche nelle circostanze più umili.

La fisica quantistica, inoltre, ci insegna che la realtà è molto più di ciò che vediamo. Ci sono infinite possibilità in ogni momento, e la nostra percezione e le nostre azioni hanno un impatto diretto su quale di queste possibilità si manifesta nella nostra vita. Questo ci porta a una comprensione più profonda dell'abbondanza, una che riconosce il potenziale illimitato in ogni situazione e in ogni momento.

Mentre ci prepariamo ad esplorare il delicato equilibrio vita-lavoro nel prossimo segmento, il concetto di abbondanza oltre il materiale ci invita a una riflessione più ampia. Non si tratta solo di raggiungere obiettivi tangibili, ma di coltivare un senso di pienezza e realizzazione in ogni aspetto della nostra vita. Questa comprensione ci permette di entrare nel prossimo argomento con una visione più completa e olistica, pronti ad esplorare come la fisica quantistica può aiutarci a trovare un equilibrio tra le varie sfere della nostra esistenza.

Proseguendo la nostra esplorazione, ci addentriamo ora nel tema dell'Equilibrio Vita-Lavoro e il Principio di Complementarietà, un concetto fondamentale della fisica quantistica che può offrire prospettive illuminanti su come bilanciare i diversi aspetti della nostra vita.

Il Principio di Complementarietà, introdotto da Niels Bohr, afferma che oggetti come la luce possono esibire sia caratteristiche ondulatorie che particellari, a seconda di come vengono osservati. Questo principio ci insegna che ci possono essere diverse verità che coesistono, ognuna valida a seconda della prospettiva adottata. Applicato alla vita quotidiana, ci suggerisce che il lavoro e la vita personale, pur sembrando a volte in conflitto, possono in realtà coesistere in armonia, offrendoci una visione più ricca e completa della nostra esistenza.

Questa visione quantistica ci invita ad esaminare come i diversi aspetti della nostra vita possono integrarsi e arricchirsi reciprocamente. Invece di considerare il lavoro e la vita personale come forze in opposizione, possiamo vederli come elementi complementari che, quando bilanciati correttamente, possono migliorare la qualità complessiva della nostra vita. Questo significa riconoscere che il tempo dedicato alla famiglia, agli hobby e al riposo è altrettanto importante quanto il tempo dedicato al lavoro e alla carriera.

Un racconto approccio implica anche una riflessione sulla natura del tempo e della nostra attenzione. Nella fisica quantistica, la natura delle particelle cambia in base all'osservatore; analogamente, il modo in cui percepiamo e gestiamo il nostro tempo può influenzare notevolmente il nostro equilibrio vita-lavoro. Una gestione efficace del tempo e una pianificazione attenta possono aiutare a creare spazi dedicati sia al lavoro che al riposo, permettendoci di essere pienamente presenti in ciascuna di queste aree senza sentirsi sopraffatti.

L'adozione di una mentalità quantistica può anche incoraggiarci a sperimentare nuovi modi di lavorare e vivere. Proprio come in fisica quantistica dove esistono molteplici potenzialità, anche nella nostra vita ci sono diversi modi di raggiungere l'equilibrio. Questo potrebbe significare sperimentare diverse routine giornaliere, modalità di lavoro flessibile, o anche cambiare radicalmente il nostro approccio al lavoro e al tempo libero.

Il Principio di Complementarietà ci ricorda che le nostre scelte e azioni in un'area della vita possono avere effetti risonanti in altre aree. Un lavoro soddisfacente può arricchire la nostra vita personale, così come un tempo libero ben speso può aumentare la nostra produttività e creatività sul lavoro. Riconoscendo questi collegamenti, possiamo prendere decisioni più consapevoli che supportano un'armonia complessiva nella nostra vita.

Man mano che ci avviciniamo al prossimo argomento, Impostare Confini attraverso la Meccanica Quantistica, è essenziale riflettere su come possiamo applicare questi principi per stabilire limiti chiari e sani. Questi confini non solo proteggono il nostro tempo e la nostra energia, ma ci permettono anche di sfruttare appieno le lezioni apprese dall'equilibrio vita-lavoro. Ci prepariamo così a esplorare come la meccanica quantistica possa fornire strumenti unici per navigare e bilanciare efficacemente i vari aspetti della nostra vita, mantenendo un senso di equilibrio e soddisfazione.

Proseguendo la nostra esplorazione nel campo della fisica quantistica applicata alla vita quotidiana, ci addentriamo nel concetto di impostare confini attraverso la meccanica quantistica. Questo aspetto è cruciale nel contesto del nostro viaggio verso il bilanciamento tra abbondanza e benessere.

Nella meccanica quantistica, i confini non sono sempre netti o definiti come potremmo aspettarci. Allo stesso modo, nella vita, i confini che stabiliamo - sia nel lavoro che nelle relazioni personali - possono essere fluidi e richiedere un adattamento costante. La meccanica quantistica ci insegna che il mondo non è fatto di elementi statici, ma di possibilità e potenzialità in continuo movimento. Questa lezione può essere trasposta nella nostra vita quotidiana, riconoscendo che i confini non sono rigidi ma possono essere adattati alle circostanze in evoluzione.

L'impostazione di confini efficaci richiede una profonda comprensione di sé e delle proprie esigenze, così come una chiara percezione di come interagiamo con il mondo esterno. Allo stesso modo come un osservatore in un esperimento quantistico influisce sul sistema osservato, il modo in cui noi percepiamo e interagiamo con i nostri confini influisce sulla nostra realtà. Essere chiari sui nostri limiti e comunicarli efficacemente agli altri ci aiuta a mantenere un equilibrio sano nella nostra vita.

La fisica quantistica ci mostra anche che ci sono molteplici realtà coesistenti. Applicato ai confini personali, questo significa riconoscere che ciò che funziona per una persona potrebbe non essere adatto per un'altra. Questa comprensione può aiutarci a rispettare i confini altrui e a esplorare diverse modalità di interazione, che siano in linea con i nostri valori e bisogni personali.

La nozione di entanglement quantistico, dove due particelle rimangono connesse indipendentemente dalla distanza, può essere una metafora potente per la nostra interconnessione con gli altri. Questa connessione implica una responsabilità reciproca nel rispetto dei confini. Riconoscendo questa interdipendenza, possiamo sviluppare una maggiore empatia e considerazione verso le esigenze degli altri, rafforzando i nostri rapporti personali e professionali.

Stabilire i confini efficaci è anche una forma di autoconservazione e autogestione. Nel mondo quantistico, ogni particella ha un proprio spazio e traiettoria unici. Analogamente nel definire i nostri spazi personali e professionali, creiamo un ambiente in cui possiamo prosperare senza essere sopraffatti o distratti. Questa pratica di definizione dei confini ci consente di concentrare la nostra energia sulle attività e le relazioni che sono più significative e gratificanti.

Man mano che procediamo, diventa chiaro come l'impostazione di confini chiari e sani sia fondamentale per ridurre lo stress nella nostra vita. Con confini ben definiti, possiamo creare uno spazio personale in cui possiamo rilassarci e ricaricarci, essenziale per il nostro benessere generale. La nostra esplorazione della fisica quantistica ci guiderà quindi verso strategie per gestire efficacemente lo stress, mantenendo un equilibrio tra mente, corpo e spirito.

Nel percorso verso un'armonia ottimale tra abbondanza e benessere, un aspetto fondamentale è la gestione dello stress e il rilassamento, temi centrali di questo segmento del nostro viaggio. La fisica quantistica con i suoi principi apparentemente astratti, può offrire spunti illuminanti su come affrontare lo stress nella vita quotidiana e trovare momenti di vero rilassamento.

Nel mondo quantistico l'indeterminazione e l'imprevedibilità sono aspetti fondamentali. Analogamente nella nostra vita, lo stress spesso deriva dall'incertezza e dalla mancanza di controllo sulle circostanze. Capire che vivere in un universo dove l'incertezza è intrinseca può aiutarci a sviluppare una maggiore accettazione delle situazioni imprevedibili, riducendo l'ansia che queste possono generare. Accettare l'incertezza non significa rassegnazione, ma piuttosto imparare a navigare nella complessità della vita con maggiore flessibilità e apertura mentale.

Un altro concetto chiave della fisica quantistica è la coerenza, dove i sistemi quantistici mostrano un ordine e un allineamento a livello subatomico. Questa coerenza può essere parallela al bisogno di trovare un equilibrio interiore e armonia nella nostra vita.

Tecniche come la meditazione e la consapevolezza possono aiutarci a raggiungere uno stato di coerenza interna, allineando i nostri pensieri, emozioni e azioni, e riducendo così lo stress e l'ansia.

Inoltre la fisica quantistica ci insegna che l'osservatore influisce sull'osservato. Questo principio può essere applicato nella gestione dello stress, riconoscendo che il modo in cui percepiamo e reagiamo agli eventi stressanti può alterare l'esperienza stessa dello stress. Coltivando una mentalità positiva e proattiva, possiamo cambiare il nostro approccio agli eventi stressanti, trasformando sfide apparentemente negative in opportunità per la crescita e l'apprendimento.

Il concetto di dualità onda-particella nella fisica quantistica suggerisce anche che esiste più di una realtà o modo di essere. Questo ci può ispirare a cercare diverse modalità di rilassamento e gestione dello stress, riconoscendo che non esiste un unico approccio valido per tutti. Alcune persone possono trovare sollievo nello yoga e nella meditazione, mentre altre possono preferire attività fisiche o creative. Questa apertura a diverse possibilità è essenziale per trovare ciò che funziona meglio per noi come individui.

Passando alla salute fisica e al benessere nella prossima sezione, è chiaro come una gestione efficace dello stress e la capacità di rilassarsi siano vitali per il nostro benessere generale. La tensione e lo stress cronici possono avere effetti negativi sulla salute fisica, mentre il rilassamento e il gestire efficacemente lo stress possono migliorare la qualità della vita e promuovere un benessere duraturo.

La fisica quantistica con i suoi principi di incertezza, coerenza, interazione osservatore-osservato e dualità, offre un quadro unico per comprendere e affrontare lo stress. Questi concetti non solo ci guidano verso una gestione dello stress più efficace, ma ci preparano anche per l'ultimo segmento di questo capitolo: la salute fisica e il benessere visti attraverso la lente della coerenza quantistica.

Concludendo questo viaggio attraverso il bilanciamento dell'abbondanza e del benessere con la fisica quantistica, giungiamo al cuore della salute fisica e del benessere, esplorando come la coerenza quantistica possa influenzare profondamente la nostra esistenza fisica e mentale.

La fisica quantistica con il suo studio degli elementi più piccoli e fondamentali dell'universo, ci porta a considerare la salute e il benessere da una prospettiva radicalmente nuova. Invece di vedere il corpo e la mente come sistemi separati e indipendenti, possiamo iniziare a comprendere come sono interconnessi a livello subatomico, influenzandosi reciprocamente in modi che sfidano la comprensione convenzionale.

Un principio chiave qui è la coerenza quantistica, un fenomeno in cui le particelle, come gli elettroni, esibiscono un tipo di ordine e sincronizzazione a livello quantistico. Questo può essere paragonato al funzionamento armonico delle diverse parti del corpo e della mente. Quando le nostre cellule, organi e sistemi coerenti in coerenza, il nostro corpo funziona in modo ottimale, promuovendo salute e benessere.

Questa coerenza non si limita alla dimensione fisica. La salute mentale ed emotiva è strettamente legata alla salute fisica. Emozioni come ansia, stress e rabbia possono causare disarmonia a livello cellulare, influenzando negativamente la salute fisica. Allo stesso modo, uno stato fisico in equilibrio e in salute può promuovere un senso di benessere e stabilità mentale.

Riconoscere questa interdipendenza ci porta a esplorare pratiche che promuovono la coerenza a tutti i livelli. La meditazione e la consapevolezza, per esempio, non solo calmano la mente, ma possono anche portare a benefici fisiologici, come la riduzione della pressione sanguigna e un miglioramento della funzione immunitaria. Allo stesso modo, l'esercizio fisico non solo rafforza il corpo, ma può anche alleviare la depressione e l'ansia, migliorando la salute mentale.

Inoltre il concetto di entanglement quantistico, in cui le particelle rimangono interconnesse indipendentemente dalla distanza, può essere usato come metafora per la nostra interconnettività con l'ambiente e le persone che ci circondano. Questo suggerisce che la salute e il benessere non sono solo questioni individuali, ma sono anche influenzati dalle nostre relazioni e dall'ambiente in cui viviamo.

Questa visione olistica della salute ci spinge a considerare non solo ciò che mangiamo o quanto esercizio facciamo, ma anche come gestiamo le relazioni, il nostro ambiente ei nostri pensieri ed emozioni. Una dieta equilibrata, un esercizio regolare, relazioni sane, un ambiente positivo e una pratica mentale costruttiva sono tutti componenti cruciali di un benessere olistico.

La salute fisica e il benessere visti attraverso la lente della fisica quantistica non sono solo la somma delle parti, ma un sistema integrato e interconnesso. Ogni aspetto della nostra vita, dal fisico al mentale, dall'interno all'esterno, contribuisce a questo stato di coerenza e armonia.

Ricapitolando, la coerenza quantistica ci porta a una comprensione più profonda e olistica della salute e del benessere. Ci invita a esplorare come la mente, il corpo e l'ambiente interagiscono a livelli che trascendono la percezione convenzionale, offrendoci nuove vie per raggiungere un benessere profondo e duraturo.

CONCLUSIONI
&
RINGRAZIAMENTI

Concludendo questo percorso che ha esplorato la legge dell'attrazione e le sue connessioni con la fisica quantistica, è fondamentale considerare come incorporare questi concetti nella vita quotidiana per un impatto sostanziale e duraturo. Il libro ha navigato attraverso vari aspetti di crescita personale, finanziaria e spirituale, fornendo strumenti e strategie per attrarre abbondanza e benessere. Il vero valore di queste pagine si rivela nel trasferire le conoscenze acquisite nel quotidiano.

Comprendere e applicare la legge dell'attrazione è un processo che si svolge ogni giorno, non un'occasione isolata. Ciò significa impegnarsi costantemente per mantenere una mentalità positiva, focalizzarsi sugli obiettivi e restare aperti alle possibilità. Questo può iniziare con pratiche quotidiane come meditazione, affermazioni positive al mattino o un diario di gratitudine. Tali abitudini aiutano a sostenere una vibrazione elevata, che a sua volta attira esperienze e persone positive.

La legge dell'attrazione, sebbene spesso associata al successo materiale, ha il suo impatto più significativo nel migliorare il benessere emotivo e spirituale. Porre l'accento sulla crescita personale, sulle relazioni appaganti e sul contributo alla comunità offre una soddisfazione più profonda e duratura rispetto al solo raggiungimento di obiettivi materiali. Questo approccio costruisce una vita ricca di significato e scopo, trascendendo il successo superficiale.

Il cammino della crescita personale non si ferma con l'ultima pagina di questo libro. La vita è ricca di lezioni e opportunità per apprendere e migliorarsi. mantenere la curiosità e l'apertura verso nuove esperienze, sfide e idee è essenziale. Esplora ulteriori risorse come libri, seminari, corsi online e reti di supporto può approfondire la comprensione e la pratica della legge dell'attrazione e della fisica quantistica.

Affrontare e superare gli ostacoli è parte integrante del percorso verso la realizzazione dei propri sogni. È importante vedere questi momenti come opportunità di crescita. Invece di arrendersi, utilizzare questi ostacoli come occasioni per sviluppare resilienza, creatività e determinazione.

Adottare un approccio alla vita basato sulla gratitudine e la generosità crea un ciclo positivo di abbondanza. La generosità non deve essere necessariamente materiale; può manifestarsi attraverso il tempo, l'ascolto o il supporto offerto agli altri.

Infine, è fondamentale che le azioni siano allineate con i valori personali. Questa coerenza conduce a decisioni più autentiche e gratificanti in tutti gli aspetti della vita. Quando le azioni riflettono i valori, si attraggono esperienze e relazioni che risuonano con la propria vera essenza.

La legge dell'attrazione, arricchita dalla fisica quantistica, offre un modo potente per percepire il mondo e interagire con esso. Integrando attivamente questi principi nella vita di tutti i giorni, si raggiungono non solo obiettivi specifici, ma si avvia anche un viaggio di crescita continua che supera il successo materiale, portando a una vita piena di significato, gioia e abbondanza. Questo libro rappresenta solo l'inizio; la vera avventura inizia ora, con ogni scelta e passo che si intraprende verso il raggiungimento del proprio potenziale.

And last, but not least, desidero esprimere la mia più profonda gratitudine a coloro che hanno camminato al mio fianco in questo viaggio straordinario. In primo luogo, un ringraziamento speciale va alla mia famiglia, il mio faro costante in un mare di cambiamenti. Il loro amore incondizionato, il sostegno e la saggezza mi hanno fornito la forza e il coraggio affrontare le sfide con resilienza. La loro presenza è stata una fonte di conforto e ispirazione, ricordandomi che, indipendentemente dalle circostanze esterne, c'è sempre un luogo di calore e accettazione a cui tornare.

Desidero anche ringraziare i miei compagni di studio e colleghi, che hanno condiviso con me il percorso di apprendimento e crescita professionale. Le nostre discussioni stimolanti, il sostegno reciproco e la collaborazione hanno arricchito la mia esperienza e hanno ampliato i miei orizzonti. Ogni persona incontrata in questo cammino ha lasciato un'impronta indelebile, insegnandomi lezioni preziose e offrendomi diverse prospettive.

Un grande grazie va anche a tutti coloro che, anche se in modo indiretto, hanno contribuito alla mia crescita personale. Gli incontri casuali, le conversazioni inaspettate e persino le sfide affrontate sono stati tutti importanti nella mia evoluzione. Ogni persona incontrata ha rappresentato un'opportunità unica per imparare, crescere e ampliare la mia comprensione del mondo.

Voglio soprattutto ringraziare te, caro lettore, per aver intrapreso questo viaggio con me. La tua curiosità, il tuo interesse e il tuo impegno nella ricerca di una vita più ricca e appagante sono la ragione per cui ho scritto questo libro. Spero che le pagine che hai letto ti abbiano fornito non solo conoscenze, ma anche ispirazione e strumenti per costruire la tua vita ideale.

Ricordiamoci sempre che ogni passo, ogni incontro e ogni esperienza sono parti vitali del nostro percorso unico. Continua a esplorare, a sognare e a crescere, poiché ogni giorno è un'opportunità per plasmare la tua straordinaria storia.

Se pensi che questo libro ti abbia dato qualche spunto utile, ti sia piaciuto, ti abbia aiutato e dato valore, ti chiedo di dedicare pochi secondi a lasciare una breve recensione

su Amazon!

Questo aiuterà altri lettori ad arricchire il proprio bagaglio di conoscenze!

Grazie,

Matteo Ventura

www.ingramcontent.com/pod-product-compliance
Lightning Source LLC
Chambersburg PA
CBHW072153290526
45794CB00004B/1503